맛있는
햄버거의
무서운
이야기

Chew On This:Everything You Don't Want to Know About Fast Food
Copyright ⓒ 2006 by Eric Schlosser and Charles Wilson
All Rights reserved including the rights of reproduction in whole
or in part in any form.

Korean Translation Copyright ⓒ 2007 by Momento
Korean edition is published by arrangement with Eric Schlosser and Charles
Wilson c/o Janklow & Nesbit Associates through Imprima Korea Agency.

패스트푸드에 관해
알고 싶지 않은
모든 것

Chew On This Everything You Don't Want To Know About Fast Food

맛있는 햄버거의 무서운 이야기

에릭 슐로서, 찰스 윌슨 지음 | 노순옥 옮김

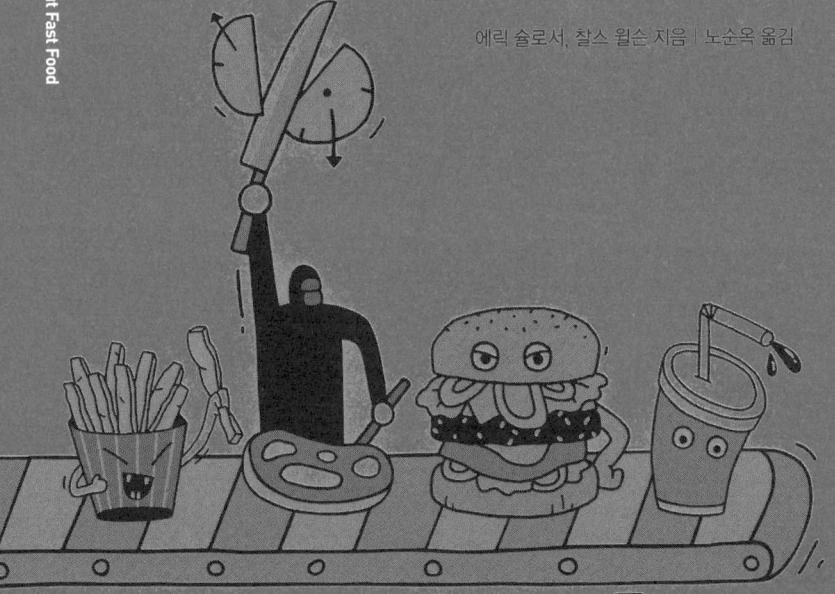

모멘토

머리말
모두가 생각해야 할 일

　유리문을 열면 매장의 시원한 공기가 느껴진다. 안으로 들어간다. 카운터 위 벽을 장식한 화려한 색깔의 음식 메뉴판을 쳐다본다. 디즈니의 최신 영화 광고판도 본다. 줄을 서서 주문을 한다. 돈을 낸다. 거스름을 받아 주머니에 넣는다. 주방에서 파란색과 금색이 섞인 유니폼을 입고 열심히 일하는 십대 종업원들을 바라본다. 잠시 후 음식이 담긴 플라스틱 쟁반을 들고 빈자리를 찾아 앉는다. 버거 포장지를 벗기고, 감자튀김에 케첩을 바르고, 음료수 뚜껑에 빨대를 찔러 넣는다. 버거를 들고 베어 문다.
　패스트푸드점에서 음식을 먹는 일은 너무나 익숙하고 기계적이어서 지극히 당연시된다. 잠자기 전에 이를 닦는 것처럼 그저 또 하나의 버릇이 되어버렸다. 아무 생각 없이 이 일을 한다. 바로 그래서 문제다.
　매일 미국인 열네 명 중 한 명이 맥도날드에서 음식을 사먹는다. 매달 미국 어린이 열 명 중 아홉 명은 맥도날드에 간다. 맥도날드는 전 세계에서 가장 인기 있는, 그리고 어느 곳보다도 막강한 패스트푸드 체인이 됐다.

 1968년 맥도날드 식당의 수는 약 1,000개였는데 모두 미국에 있었다. 지금은 터키 이스탄불에서 타히티의 파페에테에 이르기까지 120개국에서 3만1,000개도 넘는 맥도날드 매장이 성업 중이다. 맥도날드는 가공된 쇠고기, 닭고기, 돼지고기 및 사과, 감자를 그 어느 회사보다도 많이 구매한다. 식품을 파는 어떤 회사보다도 많은 돈을 광고와 시장관리(마케팅)에 쓴다. 그 결과, 미국에서 가장 유명한 식품 브랜드가 됐다. 맥도날드가 오늘날 우리의 생활방식에 미치는 영향은 정말 엄청나다. 맥도날드의 황금 아치가 십자가보다 사람들 눈에 더 익숙해졌을 정도다.

 그 명성과 엄청난 광고비에도 불구하고, 고객 대다수는 미리 계획을 세워 맥도날드 제품을 먹는 게 아니다. 그들은 충동적으로 패스트푸드점에 간다. 결정은 보통 마지막 순간에 깊은 생각 없이 이루어진다. 일반적으로 사람들은 아침에 집을 나설 때 "오늘은 꼭 패스트푸드를 사먹어야지." 하지는 않는다. 대부분의 경우 그들은 별다른 생각 없이 걸어가거나 차를 몬다. 배가 고플 수도 있고 그렇지 않을 수도 있다. 어쩌면 바빠서 요리를 할 시간이 없을지도 모른다. 그러다 마침 대형 패스트푸드점 간판을 보게 된다. 맥도날드의 황금색 아치, 파랑과 빨강이 섞인 도미노피자 상자, 또는 켄터키 프라이드 치킨의 샌더스 대령 사진을 보고 갑자기 생각한다. "아, 저걸 먹어야겠네." 그래서 패스트푸드를 먹는다. 먹고 싶어지기 때문에 먹는 거다. 충동을 억제할 수가 없는 것이다.

 우리 모두가 느끼는 그 강렬한 충동―달고 짜고 기름기 많은 패스트푸드에 대한 갈증―에 대해 같이 한번 생각해보는 것이 이 책의 목적이다. 그러기 위해, 패스트푸드가 어디서 생겼고 누가 만들며, 무엇이 들어 있고, 그것을 먹으면 어떤 일이 일어나는지에 대해 얘기할 것이다. 이 책은 패스트푸드와 그것을 만든 세상에 관한 책이다.

식품은 우리가 구매하는 가장 중요한 것 중 하나다. 그런데도 대부분의 사람은 자기가 먹는 음식에 대해, 그것이 어디서 왔는지에 대해 생각하지 않는다. 어떤 청바지를 입을까, 어떤 비디오 게임을 할까, 어떤 컴퓨터를 살까 따위를 고민하는 데 훨씬 많은 시간을 보낸다. 다양한 모델과 색깔을 비교하고, 여러 가지 선택에 대해 친구들과 상의하고, 마지막 결정을 하기 전에 가능한 한 많은 정보를 찾아본다. 그러나 그런 물건들은 사실 아무것도 아니다. 청바지나 비디오 게임이나 컴퓨터는 싫증이 나면 누구한테 주어버리거나 내다버리면 그만이다.

먹는 음식은 몸 안으로 들어와 말 그대로 우리의 일부가 된다. 키가 클지 작을지, 몸이 튼튼할지 약할지, 마를지 뚱뚱할지에 영향을 미친다. 오래 건강하게 살 것인지 일찍 죽을 것인지에 대해서도 마찬가지다. 음식은 근본적으로 중요하다. 그런데도 왜 사람들은 패스트푸드에 대해 생각하지 않고, 아는 게 별로 없을까.

답은 간단하다. 우리가 그런 생각을 하는 걸 패스트푸드 회사들이 원치 않기 때문이다. 그들이 파는 음식이 어디서 오고 어떻게 만들어지는지 우리가 알기를 바라지 않는다. 그저 사주기만을 원한다.

패스트푸드 광고에서 감자튀김(프렌치프라이) 만드는 공장을 보여준 적이 있는가. 소를 분쇄육, 즉 간 쇠고기로 바꾸는 도축장을 보여준 적이 있는가. 밀크셰이크 안에 무엇이 들어 있는지, 귀에 선 이름의 화학약품이 어떻게 해서 맛을 그리 좋게 만드는지 설명해주었는가. 과체중의 건강치 못한 아이들이 패스트푸드점에서 기름진 감자튀김에 코를 박고 있는 모습을 광고에서 본 적이 있는가. 아마 없을 것이다. 날씬하고 행복해 보이는 아이들이 한껏 즐거워하는 모습의 패스트푸드 광고는 많이 보았을 터이다.

인류는 태초 이래 음식을 먹어왔다. 그러나 치킨 맥너깃을 먹기 시작한 것은 1983년부터다. 패스트푸드는 최근의 발명품이다. 지난 30년 동안 패스트푸드는 미국에서 세계 구석구석으로 퍼져 나갔다. 캘리포니아 남부의 작은 핫도그와 햄버거 가게에서 시작된 이 사업은 이제 지극히 미국적 식사인 햄버거와 감자튀김과 청량음료를 세계의 거의 모든 곳에서 판다.

패스트푸드는 이제 일반 음식점과 드라이브인 식당(차를 탄 채 음식을 사는 곳), 야구장, 초중고교, 대학교, 크루즈 선박, 기차, 비행기, 대형할인점, 심지어 아동병원의 식당에서도 판다. 1970년 미국인들은 패스트푸드에 60억 달러를 썼다. 2006년에는 1,420억 달러를 썼다. 미국인들은 이제 대학교육비나 개인용 컴퓨터, 컴퓨터 소프트웨어 또는 새 자동차 구입에 쓰는 것보다 많은 돈을 패스트푸드를 먹는 데 들인다. 영화, 책, 잡지, 신문, 음반에 지출하는 비용을 다 합친 것보다도 많다.

패스트푸드는 사람들이 늘 먹어온 음식과 비슷해 보일지 모르지만, 그렇지 않다. 패스트푸드는 우리가 부엌에서 직접 만들 수 있는 그런 음식이 아니다. 전혀 새로운 것이다. 사실 우리가 먹는 음식은 지난 3천 년보다 최근 30년 사이에 더 많이 변화했다.

이어지는 내용에서 여러분은 패스트푸드 사업이 어떻게 시작됐는지를 알게 될 것이다. 패스트푸드 체인점이 아이들을 어떻게 불러 모으는지, 주방에서 일하는 청소년들을 어떻게 다루는지, 음식을 어떤 방식으로 만드는지, 그것을 많이 먹으면 무슨 일이 일어나는지를 알게 될 것이다. 이는 여러분이 정말 알아야 할 사실들이다. 왜냐고? 패스트푸드는 아이들에게 집중적으로 광고를 할 뿐 아니라, 아이들을 고용해서 조리하는 경우가 많기 때문이다. 아이들에게 먹이고, 아이들을 벗겨먹는 산업인 것이다.

대체로 패스트푸드는 맛이 꽤 좋다. 사람들이 즐겨 먹는 이유도 그래서다. 패스트푸드는 좋은 맛을 내게끔 정교하게 성분이 구성된다. 값도 싸고 편리하다. 그러나 해피밀 세트, 하나 값에 두 개 주기, 음료수 공짜 리필 등은 패스트푸드를 제 가치보다 싸게 파는 듯이 소비자들을 현혹하는 수법일 뿐이다. 진짜 가격은 메뉴판에 절대로 표시되지 않는다.

수천만 명이 매일 별생각 없이 패스트푸드를 먹는다. 그냥 햄버거 포장지를 열고 베어 문다. 버거가 없어지고 포장지가 쓰레기통에 들어간 뒤 시간이 조금 지나면 이 식사 자체가 이미 잊혀진 일이 된다.

곰곰이 생각해보라. 우리는 패스트푸드점의 반짝거리고 행복해 보이는 표면 아래 무엇이 숨겨져 있는지 알아야 한다. 참깨가 박힌 빵 사이에 끼워져 있는 것의 정체가 무엇인지 알아야 한다. '먹는 걸 보면 그 사람을 안다'는 말도 있지 않은가.

차 례

머리말 / 모두가 생각해야 할 일 · 5

1 햄버거가 생겨나다
미트볼을 짓이겨라 · 16
'살인 버거'의 변신 노력 · 18
맥도날드 형제 등장하다 · 20
숙련된 조리사는 필요 없다 · 23
'켄터키 대령' KFC를 열다 · 26
꿈 많은 세일즈맨 레이 크록 · 29
인정사정 볼 것 없다 · 31
이것도 똑같고, 저것도 똑같고 · 34

2 아이들의 행복한 식사
아이들이 돈이다 · 38
디즈니를 본받아라 · 41
디즈니랜드에 끼지 못하다 · 43
로날드와 행복한 식사를 · 45
부모를 조르게 만들라 · 48
머릿속을 들여다보다 · 50
아무도 환호하지 않았다 · 53

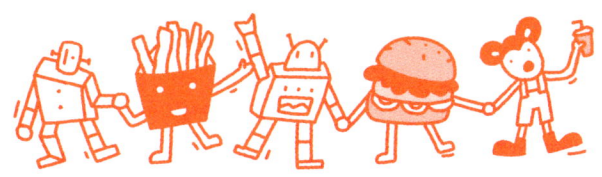

맥도날드는 장난감회사 · 55
행복한 장난감의 어두운 그늘 · 58
마침내 하나가 되다 · 59

3 '맥잡'의 어린 노동자들
고공 정찰 후 침공하라 · 64
십대가 모두 한다 · 68
물만 부으면 돼요 · 70
'맥잡'은 미래를 모른다 · 72
고교생 크루는 고달파 · 75
일을 잘해도 고과는 낮다 · 78
'맥 노조'를 실험하다 · 80
'맥잡'은 노조를 모른다 · 84

4 감자튀김의 비밀
얼렸다가 다시 튀겨라 · 88
감자 억만장자, 감자 가난뱅이 · 91
감자와 과학이 만나는 공장 · 94
맛과 향은 시험관에서 · 97

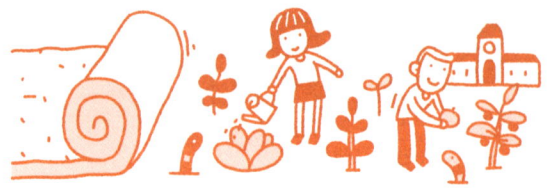

평생 기억되게 만든다 · 100
딸기 셰이크엔 딸기가 없다 · 103
식품은 하얀 캔버스일 뿐 · 107
맛은 아이들이 정한다 · 109
색깔이 곧 맛이다 · 112
인도인들의 분노 · 115

5 청량음료 이제 그만

진보란 TV와 냉동식품이다 · 120
맥도날드, 학교 가다 · 123
끼니 걱정에서 체중 고민으로 · 125
양어장에서 낚시하듯이 · 129
매일 설탕 50숟갈을! · 130
선생님은 세일즈맨 · 133
알래스카 하늘의 음료 광고 · 134
아이들의 이가 사라진다 · 136
충치는 자기 탓이야 · 138
소녀가 학교를 바꾸다 · 141

6 소와 닭과 인간들

목장의 소녀 · 144

자유와 근면이 쫓겨나다 · 147

20만 마리 소의 냄새 · 150

똥 무더기는 넉 달을 탔다 · 152

맥너깃 위해 부푼 닭가슴 · 155

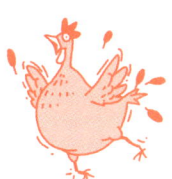

양계농 연수입은 만이천 달러 · 157

40일의 삶, 풀은 구경도 못한다 · 159

기절탕, 회전 칼, 데침통 · 161

도축장은 아직 정글이다 · 165

날마다 칼질 1만 번 · 169

노동자는 일회용품이다 · 171

체인처럼 식중독도 거대화 · 173

고기와 정치인의 상부상조 · 175

세균은 거침없이 나돈다 · 177

돼지들 죽음을 따돌리다 · 180

7 패스트푸드 중독

삶에서 가장 힘든 결정 · 184

언제 굶을지 몰라 살쪄 둔다 · 188

더 큰 걸로 드시지요 · 190

미국의 몸과 미국의 병을 닮는다 · 193

오즈 박사의 인체 가이드 · 196

위장을 줄여버려라 · 201

먹는 것이 괴롭다 · 205

8 무엇을 할 것인가

패스트푸드의 이라크 점령 · 212

세상과 사람은 파는 게 아냐 · 214

광우병이 깨달음을 주다 · 217

로날드가 인도적이 되는가 · 219

앨리스가 만든 자연의 식당 · 222

먹을 수 있는 운동장 · 224

당신의 발걸음이 세계를 바꾼다 · 228

후기 / 스스로 결정하라 · 233

옮긴이의 말 / '일용의 양식'은 세계를 살찌우는데 · 238

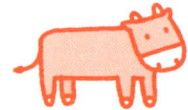

햄버거가 생겨나다 ①

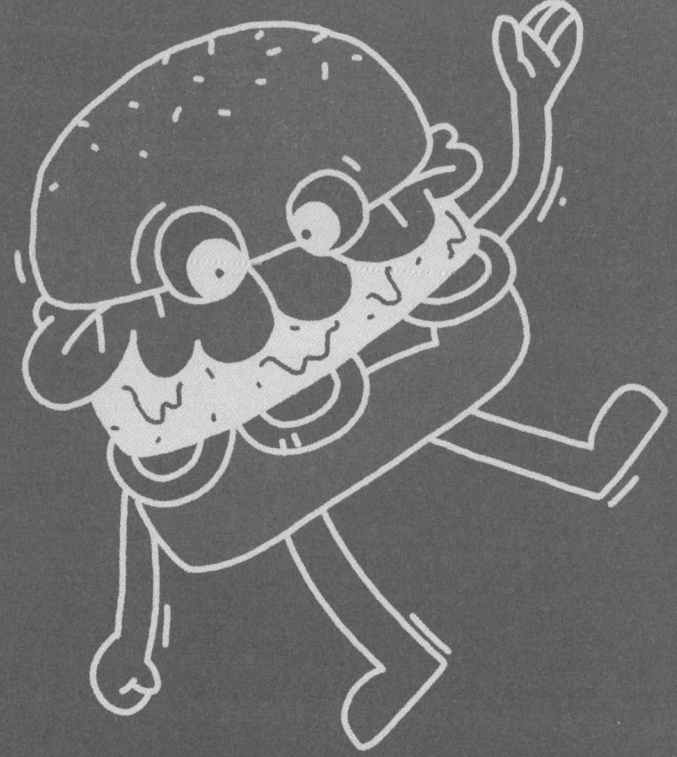

[미트볼을 짓이겨라]

　패스트푸드의 역사는 1885년 10월 위스콘신 주 시모어라는 작은 마을에서 시작되었다. 찰리 내그린이라는 상냥하고 활달한 열다섯 살 소년이 자기 집 소달구지를 타고 드넓은 밭 사이로 난 흙길을 가고 있었다. 찰리는 아우터게이미 카운티(카운티는 행정구역으로서, 한국의 군에 해당)에서 처음으로 열리는 축제에 가서 미트볼을 팔아 용돈을 좀 벌 생각이었다. 훗날 세계를 바꾸어 놓을 맛있는 신형 샌드위치가 그날 생겨날 줄 누가 알았을까.
　축제에서 미트볼을 팔던 찰리는 손님들이 그걸 먹으면서 돌아다니는 데 불편해하는 것을 보았다. 사람들은 마음이 급했다. 인기 있는 존 불씨네 벌집(유리 상자에 담겨 있었다)도 보고 싶고, 멋진 신형 수확기도 보고 싶고, 축제의 온갖 신나는 구경거리를 다 즐기고 싶어했다. 신경 쓰며 미트볼을 먹느라 시간을 낭비하고 싶지 않았던 것이다. 찰리한테 문득 아이디어가 하나 떠올랐다. 미트볼을 짓이겨 빵 두 쪽 사이에 끼우면 들고 다니며 먹을 수 있잖아. 그렇게 찰리는 햄버거를 창조했다.
　찰리의 마을인 위스콘신 주 호튼빌에는 독일에서 이민 온 사람들이 살고 있었다. 나중에 찰리는 이 새로운 샌드위치의 이름에 대해, 쇠고기를 갈아 만든 스테이크로 옛날부터 유명한 독일의 함부르크에서 따왔다고 주장했다. 찰리는 1951년까지 아우터게이미 카운티 축제에서 버거를 팔았다. 여든 살이 넘은 그는 석쇠에서 버거를 뒤집으면서 이런 노래를 흥

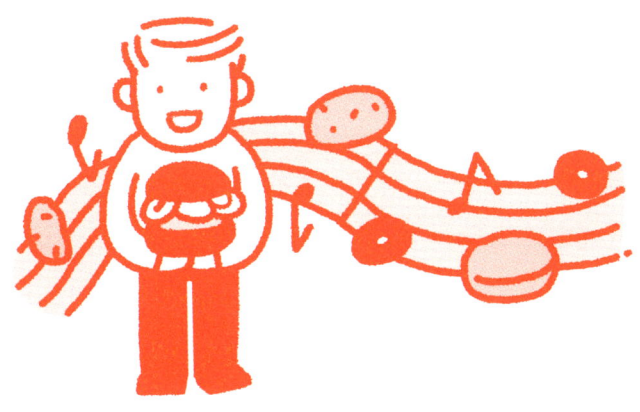

얼거리곤 했다.

햄버거, 햄버거, 햄버거는 뜨거워!
양파는 중간에, 피클은 위에.
네 입도 따라서 공중제비를 도는구나.

찰리는 햄버거를 발명했을 뿐 아니라 최초의 햄버거 CM송도 작곡한 셈이다. 코네티컷 주 뉴헤이븐, 오하이오 주 애크런, 뉴욕 주 햄버그 등 몇몇 도시도 미국에서 가장 인기 있는 샌드위치가 자기네 고장에서 탄생했다고 주장한다. 그러나 위스콘신 주 시모어의 주민들은 코웃음을 친다. 시 입구의 환영 간판은 방문객이 '햄버거의 본고장'으로 들어가고 있음을 알려준다. 그리고 해마다 8월이면 햄버거 찰리를 기리는 대형 퍼레이드가 펼쳐진다.

['살인 버거'의 변신 노력]

　찰리의 착상은 훌륭했지만, 버거가 하룻밤 사이에 미국의 국민적 음식이 된 건 아니다. 1885년 아우터게이미 카운티 축제가 있은 후 오랫동안 햄버거 고기는 평판이 좋지 않았다. 많은 사람이 쇠고기 간 것을 더럽다고 생각했다. 한 역사가에 따르면 1900년대 초만 해도 햄버거는 '가난한 사람의 음식'이며 오염되었고 안전치 못하다고 여겨졌다. 식당에서는 대체로 햄버거를 팔지 않았다. 공장 주변의 이동식 점심 판매대, 서커스나 카니발 같은 데서나 팔았다. 간 쇠고기는 방부제를 듬뿍 넣은 상한 고기로 만든다는 믿음이 널리 퍼져 있었다. 한 음식 비평가는 이렇게 경고했다.

　"햄버거를 먹어 버릇하는 것은 쓰레기통에서 고기를 주워 먹는 것만큼이나 위험하다."

　살인자들이 간 쇠고기를 이용해 사람을 죽이는 일이 생기자 햄버거의 평판은 더 나빠졌다. 1910년, 시카고의 부유한 제빵업자 알렉산더 J. 무디가 독이 든 버거를 먹고 죽었다. 경찰은 범인을 잡지 못했다. 1년 후 시카고의 파이 제조업자가 같은 방법으로 살해됐다. 비슷한 살인 이야기가 미국 전역의 신문들을 장식했다. 간 쇠고기는 치명적인 독약을 숨기기에 딱 좋은 식품으로 보였다.

　햄버거에 대한 공포가 광범하게 퍼지자 도축업자들은 심각한 고민에 빠졌다. 그들은 부스러기 고기를 갈아 햄버거용으로 만들기를 좋아했다.

고기를 한 조각도 남김 없이 팔고 싶었기 때문이다. 어떤 부분도 버리고 싶지 않았다. 그러나 고객들은 대부분 덩어리 고기를 사고 싶어했다. 그래야 어떤 고기인지 또렷이 알 수 있고, 독성 물질이 들어 있지 않다는 확신을 가질 수 있었으므로.

1925년, 뉴욕 시민들에게 좋아하는 음식을 물었을 때 햄버거는 19위를 차지했다. 응답자 18만 명 가운데 2,912명만 햄버거를 택했다. 유대 요리인 생선완자(1,361표)보다는 많았지만, 콘비프와 양배추(23,061표), 돼지갈비구이(5,411표)보다는 훨씬 적은 표를 얻었다. 대부분의 뉴욕 사람들은 심지어 소 혀에 시금치 곁들인 것을 햄버거보다 훨씬 더 좋아했다(8,400표).

이 무렵 월트 앤더슨은 숱한 비판자들로부터 햄버거를 방어하기로 작정했다. 청소부 출신이자 즉석 요리사인 월트는 버거를 좋아해서 캔자스 주 위치타에 햄버거만을 파는 작은 식당을 냈다. 손님들이 보는 앞에서 버거를 구움으로써 고기와 석쇠가 깨끗하다는 것을 직접 확인할 수 있게 했다.

사업이 번창하자 동업자를 구해 더 많은 햄버거 식당을 열었다. 작고 하얀 중세 요새처럼 건물을 짓고는 이름을 '화이트 캐슬'이라고 붙여, 식당이 견실하며 음식이 순수하다는 인상을 주도록 했다. 화이트 캐슬은 신선도를 유지하기 위해 간 쇠고기를 하루에 두 번 들여온다고 주장하는 한편, 미네소타 대학에서의 특이한 실험을 후원했다. 그 대학 의대생 하나가 13주 동안 화이트 캐슬의 버거와 물 이외에는 아무것도 먹지 않는 실험이었다. 학생이 생존했을 뿐 아니라 건강도 좋은 것으로 밝혀지자 사람들은 햄버거를 새로운 눈으로 보게 되었다. 이제 햄버거는 위험하기는커녕 유익한 식품으로 비춰졌다.

화이트 캐슬은 동부와 중서부의 노동자들 사이에 인기가 있었다. 그러나 여자나 아이들을 끌어들이지는 못했다. 햄버거를 미국의 인기 샌드위치로 만들거나 현대적인 패스트푸드 사업을 개척하지는 못한 것이다. 그 모든 일을 해낸 이는 캘리포니아 남부의 어느 형제와, 하는 일마다 실패만 맛보던 순회 외판원 한 사람이었다.

[맥도날드 형제 등장하다]

리처드와 모리스(애칭 맥) 맥도날드는 캘리포니아 남부의 영화 산업계에서 일자리를 찾아보고자 1930년대에 고향 뉴햄프셔를 떠났다. 한동안 할리우드 스튜디오에서 세트 제작 일을 하면서 저축을 해 캘리포니아 주 글렌데일에 영화관 하나를 구입했다. 영화관엔 손님이 없었고, 형제는 어떻게 생계를 꾸려야 할지 고민하게 됐다.

당시 남부 캘리포니아에서는 전혀 새로운 생활양식과 음식문화가 움트고 있었다. 서민들도 드디어 차를 살 수 있게 된 시기가 로스앤젤레스의 급성장과 맞물려, 새 도로가 건설되고 농토는 급속히 주택과 상가 및 주차장으로 바뀌었다. 1920년과 1940년 사이에 남부 캘리포니아의 주민 수는 거의 세 배로 늘었다. 일자리를 구하고, 따뜻하며 밝은 기후를 즐기기 위해 미국 전역에서 사람들이 이주해왔다. 1940년 로스앤젤레스의 자동차 수는 1백만 대로 미국 어느 지역보다도 많았다. 머지않아 로스앤젤레스는 무한히 길고 너르게 펼쳐진 유례 없는 도시가 되었다. 그것은 자동차로 이동하도록 설계된 미래의 도시였다.

남부 캘리포니아의 새로운 분위기는 사람들로 하여금 예전의 모든 방식들에 대해 의문을 제기하고 새로운 아이디어를 찾도록 만들었다. 그토록 빨리 변모하는 곳에서는 불가능이란 없어 보였다. 자동차는 사람들로 하여금 자유의 느낌과 자기 삶에 대한 통제감, 그리고 속도에 대한 사랑을 만끽하게 했다. 로스앤젤레스를 휩쓴 모든 변화는 하나의 기본적인 메시지를 전하는 듯했다: '빠를수록 좋다.' 세계 최초의 모텔(자기 방 앞에 차를 세울 수 있는 여관)이 지어졌고, 최초의 드라이브스루 은행(차에서 내리지 않고 돈을 찾을 수 있는 은행)이 생겼다. 더 중요한 것은 완전히 새로운 개념의 식당이 출현했다는 사실이다.

"자동차를 모는 사람들은 너무나 게을러서 뭘 먹을 때도 차에서 내리려 들지 않는다." 첫 드라이브인 식당을 연 것으로 알려진 제시 G. 커비의 말이다. '피그 스탠드'라고 이름 붙인 커비의 식당 앞에 차를 대면 여종업원이 나와 주문을 받고 음식을 갖다주었다. 곧 로스앤젤레스는 피그 스탠드 분점들과 그 비슷한 식당들로 가득 찼다. 미국의 다른 지역에서는 드라이브인 식당이 대개 여름철에만 문을 열었지만, 로스앤젤레스는 일 년 내내 여름 같아서 드라이브인 식당이 문을 닫을 필요가 없었다. 신나는 새 비즈니스가 탄생한 것이다.

남부 캘리포니아에 드라이브인 식당이 넘쳐나자 손님의 눈길 끌기 경쟁도 심해졌다. 빠른 속도로 달리는 차에서도 잘 보이도록 식당 건물을 요란한 색으로 칠하고 번쩍이는 네온사인으로 뒤덮었다. 예쁜 여자애들을 웨이트리스로 고용하고는 그들에게 기억에 남을 온갖 유니폼을 입혔다. '카홉'(carhop, 호텔이나 클럽의 사환, 즉 심부름꾼을 뜻하는 bellhop에 car를 합성하여 만든 말)이라고 불린 이 어린 웨이트리스들은 카우걸이나 치어리더 의상을 입기도 했고, 스코틀랜드 아가씨처럼 킬트 차림을 하기도 했다.

카홉들은 일한 시간에 따라 급여를 받지 못했다. 손님이 주는 팁과 그가 낸 음식값의 아주 적은 부분을 나눠 받는 것이 수입의 전부였다. 손님이 음식과 음료수를 많이 주문할수록 수입은 늘어났다. 그래서 카홉들은 손님을 아주 친절하게 대하면서 될 수 있는 대로 많이 먹고 마시도록 부추겼다.

드라이브인 식당은 십대 소년들에게 인기 있는 집합 장소가 되었다. 근사하게, '쿨'하게 보였기 때문이다. 뭔가 정말 새롭고 색다른 곳, 예쁜 아가씨와 자동차와 밤늦게 먹는 음식이 어우러져 있는 곳이었다. 얼마 지나지 않아 드라이브인 식당의 휘황한 불빛이 로스앤젤레스 전역의 교차로에서 고객들에게 손짓하게 되었다.

이 새로운 유행 속에서 한몫 잡아보려고 리처드와 맥은 1937년 드라이브인 식당을 열었다. 캘리포니아 주 패서디나에 자리 잡은 이 식당은 3명의 카홉을 두고 주로 핫도그를 팔았다. 몇 년 뒤 리처드와 맥은 샌버나디노에 '맥도날드 브러더스 버거 바 드라이브인'을 열었다. 고등학교 바로 옆에 있는 새 드라이브인은 20명의 카홉을 고용했으며, 오래지 않아 맥도날드 형제를 부자로 만들어 주었다.

그러나 1940년대 말께 형제는 드라이브인 사업에 싫증을 느끼게 되었다. 수입이 나은 직장을 구해 자꾸 떠나는 카홉과 조리사들을 끊임없이 충원하는 일에 지쳐버렸다. 십대 손님들이 툭하면 깨거나 훔쳐 가는 접시와 유리컵, 포크나 나이프들을 교체하는 것도 피곤했다. 십대 손님 자체가 지겨웠다. 형제는 식당을 팔까도 생각했다. 그러나 파는 대신 새로운 시도를 해보기로 결심했다.

[숙련된 조리사는 필요 없다]

1948년 리처드와 맥은 카홉들을 몽땅 해고했다. '맥도날드 브러더스 버거 바 드라이브인' 간판을 뗀 뒤 주방에 예전보다 큰 그릴(고기나 생선을 굽는 석쇠)을 설치하고 아주 혁신적인 방법으로 음식을 준비하는 시스템을 갖춰 석 달 만에 새로 문을 열었다. 음식은 더 빨리 만들고, 값은 더 싸게 하면서 매출을 늘리도록 설계된 시스템이었다.

형제는 메뉴에 있던 대부분의 품목을 없애버렸다. 나이프나 스푼, 포크로 먹어야 하는 것은 모두 사라졌다. 일반 접시와 유리컵도 없애고 종이컵과 종이 접시로 대체했다. 새 메뉴에 오른 음식은 전부 손에 들고 차를 운전하면서 먹을 수 있는 것이었다. 샌드위치라고는 햄버거와 치즈버거뿐이었다.

맥도날드 형제는 주방 일의 방식도 바꿨다. 여러 종류의 음식을 만들

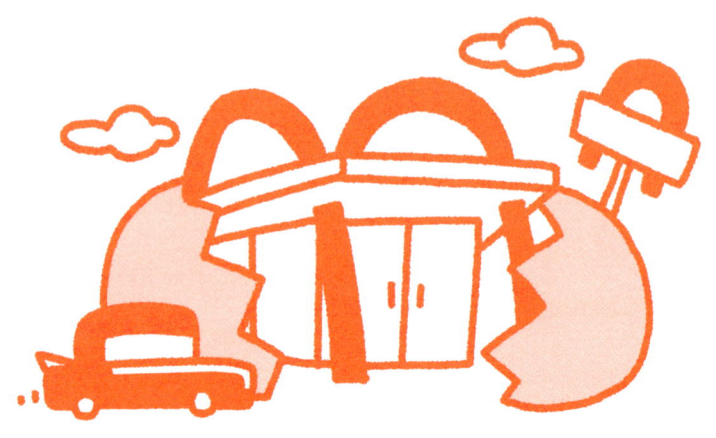

줄 아는 숙련된 조리사 한 명 대신 똑같은 음식을 반복해서 만드는 조리사 몇 명을 고용했다. 주방 종업원들은 마치 공장 조립라인의 직공들처럼 하루 종일 단순한 작업을 되풀이했다. 한 명은 그릴에서 햄버거를 굽고, 한 명은 그것을 빵 사이에 넣어 종이로 싸고, 또 한 명은 밀크셰이크를 만들었으며 다른 하나는 감자튀김을 조리했다. 숙련된 조리사가 필요 없어졌다. 종업원들은 오로지 한 가지 일만 할 줄 알면 되었다.

 이런 일을 할 사람은 구하기도 쉽고 해고하기도 쉬우며, 많은 월급을 요구하지도 않았다. 리처드와 맥은 식당의 주방을 싸구려 패스트푸드를 만드는 작은 공장으로 변모시킨 것이다.

 모든 햄버거에 똑같은 토핑, 즉 케첩, 양파, 겨자, 그리고 피클 두 조각을 얹었다. 바꾸는 것은 허용되지 않았다. 그리고 카홉이 없으니 음식을 차에 갖다 줄 사람도 없었다. 손님은 차에서 내려 줄을 서고 스스로 음식을 받아 가야 했다. 맥도날드 형제는 이 새로운 시스템을 '스피디

(Speedee, 신속하다는 뜻인 speedy의 철자를 변형) 서비스 시스템'이라 불렀다. 그들이 나중에 채택한 광고 문안은 식당 주인들에게 이 시스템의 이점을 다음과 같이 설명했다.

"상상해보라—카홉도 없고, 웨이트리스도 없고, 접시닦이도 없고, 먹고 난 접시를 치우는 보조 종업원도 없고—맥도날드 시스템은 셀프서비스다."

리처드 맥도날드는 식당이 길에서 쉽게 눈에 띄도록 새로운 건물을 고안했다. 비록 건축교육을 받은 적은 없지만 그가 스케치로 그린 건물은 20세기의 가장 중요하고 영향력 있는 디자인 중 하나가 되었다. 지붕의 양 측면에 황금 아치를 세우고 밤에는 네온 불빛으로 밝혀, 멀리서 보면 M자 같아 보였다. 광고와 건축을 통합한 디자인으로 세계에서 가장 유명한 로고를 만들어낸 것이다.

스피디 서비스 시스템의 출발은 그리 순조롭지 못했다. 손님들은 차로 식당에 와서는 내리지 않고 기다렸다. 빵빵 경적을 울리며 왜 카홉이 나타나지 않는지 의아해했다. 사람들은 줄을 서서 스스로 음식을 받아오는 것에 익숙지 않았다.

그러나 몇 주가 지나자 새로운 방식을 익히게 된 손님들이 떼를 지어 몰려들었다. 맥도날드 형제는 자기들의 식당이 십대의 집합지가 되는 것을 원치 않았다. 가능한 한 많은 사람을 끌어 모으고 싶었지만 젊은 처녀들을 고용하면 엉뚱한 손님들만 꼬여 들지 않을까 걱정했다. 그래서 카운터에는 오로지 젊은 청년만 고용했다. 가족 단위 손님들이 맥도날드 형제의 새 식당에 줄을 서기 시작했다.

한 역사가는 그들의 새로운 셀프서비스 시스템이 불러온 큰 변화를 이렇게 표현했다. "노동자 가족이 마침내 식당에 가서 아이들과 외식을 할 수 있게 되었다."

['켄터키 대령' KFC를 열다]

최초의 맥도날드 식당이 놀라운 성공을 거두자 다른 식당 주인들이 곧 이곳을 방문했다. 그들은 매장을 둘러보며 메모를 한 뒤, 같은 방식의 식당을 열었다. "우리 음식은 맥도날드 것과 똑같았다. 만약 맥도날드에서 누군가 거꾸로 매달려 햄버거를 구웠다면 우리도 그대로 따라 했을 것"이라고 경쟁 패스트푸드 체인의 설립자가 훗날 인정했을 정도다.

같은 캘리포니아 주 애너하임에서 칼스 드라이브인 바비큐를 운영하던 칼 카처는 맥도날드 식당을 구경하러 패서디나로 갔다. 15센트짜리 맥도날드 버거를 먹기 위해 길게 줄을 서서 기다리는 사람들을 보고 그는 집으로 돌아가 셀프서비스 식당을 열고 '칼스 주니어'라는 이름을 붙였다.

플로리다 주 데이토나 비치에 키스 드라이브인 식당을 갖고 있던 키스 G. 크레이머는 맥도날드 형제 얘기를 듣고 항공편으로 캘리포니아까지 가서 햄버거를 먹어본 다음 집으로 돌아가 장인과 함께 최초의 '인스타 버거킹' 점을 열었다(인스타 버거킹은 버거킹의 옛 이름이다).

2차대전에 참전한 후 캘리포니아로 돌아온 글렌 W. 벨 주니어 역시 새 맥도날드 식당에서 버거를 사먹었다. 그도 맥도날드를 모방하기로 작정하고 멕시코 음식을 만드는 데 주방의 조립라인 시스템을 도입했다. 이렇게 창설한 식당 체인이 바로 '타코벨'이다.

미국의 막강한 패스트푸드 회사를 시작한 사람들은 부자나 유명인이 아니었다. 큰 은행이나 회사에서 일한 것도 아니다. 대부분은 대학도 안 다녔다. 꿈을 이루기 위해 열심히 일하고 위험을 감수한 결과 자수성가한 사람들이다. 집집마다 문을 두드리는 외판원이었거나 고아, 고교 중퇴자였다. 그들이야말로 진정한 기업가들이었다.

윌리엄 로젠버그는 14살 때 학교를 그만뒀다. 웨스턴 유니언에서 전보 배달을 하고 아이스크림 트럭 운전도 하고 방문판매도 했다. 보스턴에서 공장노동자들에게 샌드위치와 커피를 팔다가 나중에 작은 도넛 가게를 열었다. 이름을 '던킨도너츠'라고 붙였다.

데이브 토머스는 12살 때 식당에서 일하기 시작했다. 양아버지 집에서 나와 YMCA에 방을 얻었는데 15살에 퇴학당하고 식당에서 접시닦이 겸 조리사로 일했다. 나중에 오하이오 주 콜럼버스에 패스트푸드점을 냈는데, 이름이 '웬디스 올드 패션드 햄버거스 레스토랑'이었다.

토머스 S. 모나핸은 유년 시절의 대부분을 가톨릭 고아원과 위탁가정들에서 보냈고, 간신히 고등학교를 졸업한 뒤 해병에 입대했다가 미시간 주 입실랜티에서 동생과 함께 75달러를 내고 작은 피자 가게를 샀다. 8개월 후 동생은 동업을 그만두면서 자기 몫 대신 중고 폴크스바겐 비틀 차를 받아 갔다. 이 가게가 나중에 '도미노피자'가 된다.

프레드릭 들루카는 17살 때 친지에게서 1,000달러를 빌려 코네티커트 주 브리지포트에 샌드위치 가게를 열었다. 이름은 '서브웨이'로 했다.

가장 눈길을 끄는 것은 할런드 샌더스의 얘기일 법하다. 샌더스는 12살에 학교를 그만두고 농장 일꾼, 노새지기, 기차 화부 등으로 일했다. 법대 졸업장 없이 변호사로 일했고 의사 자격증 없이 아기를 받기도 했다. 보험 외판도 했고 미쉐린 타이어도 팔았으며, 켄터키 주 코빈에서 주유소를 운영하기도 했다. 주유소 안쪽에 작은 식탁을 놓고 운전자들에게 집에서 만든 음식을 팔던 그는 나중에 식당 겸 모텔을 열어 재미를 봤지만, 결국은 빚 때문에 모두 처분했다. 60세가 넘은 나이에 샌더스는 전국을 돌아다니며 식당 주인들에게 자신의 닭튀김 비법을 판매했다.

최초의 켄터키 프라이드 치킨 식당은 1952년 유타 주 솔트레이크시티 인근에서 문을 열었다. 선전비가 모자랐던 샌더스는 '켄터키 대령' (켄터키 주에서 사회적 기여가 큰 사람에게 주는 명예 호칭. 샌더스도 1935년 이 호칭을 받았다)처럼 흰 정장에 검은색 줄무늬 넥타이를 하고 나타났다. 남부 신사임을 강조하는 그 복장이 사람들의 눈길을 끌어, 샌더스는 KFC가 세계 최대의 패스트푸드 치킨 체인이 되는 데 일조했다. 그의 미소 띤 얼굴과 켄터키 대령 복장은 이제 전 세계의 KFC 간판과 치킨 통에 등장한다. 그는 샌더스 대령으로 불리기를 좋아했지만, 사실 군대에 간 적은 없다. 대령 출신처럼 차려 입기를 즐겼을 뿐이다.

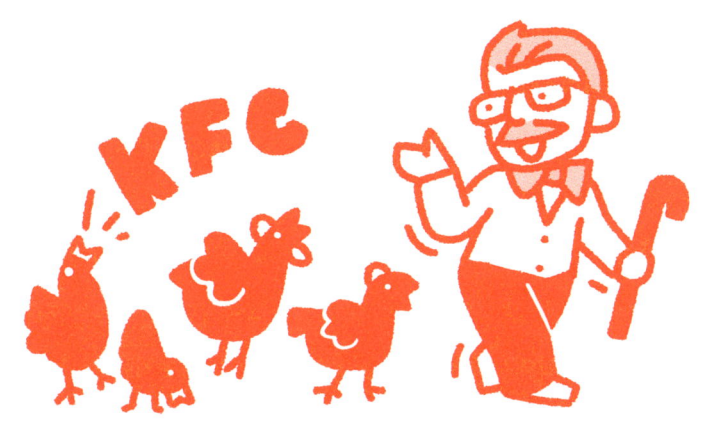

[꿈 많은 세일즈맨 레이 크록]

맥도날드 형제가 샌버너디노에서 큰 성공을 거두기는 했지만 레이 크록이라는 외판원이 아니었다면 다른 지역, 다른 나라 사람들은 그 형제나 그들의 햄버거를 알지 못했을 수도 있다. 1954년 처음 맥도날드 셀프서비스 식당을 방문했을 때 크록은 밀크셰이크 믹서 외판원이었다. 맥도날드 형제는 그의 최고 고객에 속했다. 크록이 파는 밀크셰이크 기계는 멀티믹서라고 불렸다. 한 번에 다섯 잔의 밀크셰이크를 만들 수 있었다.

크록은 맥도날드 형제에게 이 기계가 왜 여덟 대나 필요한지 의문이 들었다. 작은 버거 가게치고는 너무 많았다. 몇 년 동안 크록은 많은 식당의 주방을 방문해 멀티믹서의 특수 기능들을 시연했다. 그러나 맥도날드의 스피디 서비스 시스템 같은 것은 한 번도 본 적이 없었다. 크록은 이 새로운 식당을 '판매원의 시선'으로 바라봤고, 미국 전역의 번잡한 교차로마다 맥도날드 매장을 세우는 꿈을 꾸었다.

그때까지 크록의 인생은 실패와 놓친 기회, 실망의 연속이었다. 그는 시카고에서 멀지 않은 일리노이 주 오크파크에서 자랐다. 아버지는 시카고의 전신회사에서 일했다. 크록은 매력 있고 잘 웃기는 젊은이였다. 재즈 음악가가 되려고 나이트클럽 밴드에서 연주를 하고, 시카고 라디오 방송국에서도 일했다. 음악가로서 생계비를 충분히 벌 수 없자 그는 외판원 일을 시작했다. 전에 삼촌의 커피숍에서 일하는 동안 몇 가지 상술을 익혔었다.

"미소와 열정으로 사람들을 설득할 수 있다는 사실, 그래서 커피 한 잔 마시려고 온 사람한테 선데이(아이스크림에 과일이나 생크림, 시럽 등 토핑을 얹은 것)를 팔 수도 있다는 사실을 그곳에서 배웠다."라고 그는 뒤에 털어놨다.

오랫동안 크록은 자기를 부자로 만들어줄 상품을 찾아 헤맸다. 그가 팔아본 품목은 커피콩, 대중음악의 낱장 악보, 종이컵, 플로리다의 부동산, 인스턴트 음료 분말, 휘핑크림이나 면도크림 분사기, 네모난 아이스크림 스쿠프 등 숱했다. 네모난 스쿠프로 떠낸 아이스크림의 문제점은 그걸 먹으려 들 때 접시에서 미끄러져 떨어진다는 데 있었다. 거듭되는 실패에도 불구하고 크록은 곧 성공이 다가오리라고 믿으며 열심히 일했다.

"믿는다면, 굳세게 믿는다면 실패할 수 없다. 그게 무엇이든 손에 넣게 돼 있다!" 그가 나중에 한 말이다.

맥도날드 형제를 만난 후 크록은 그들과 손잡고 스피디 서비스 시스템을 전국에 전파하려는 열망에 불탔다. 리처드와 맥은 크록보다 덜 야심적이었다. 그들은 이미 1년에 10만 달러 이상을 벌고 있었다. 당시로서는 엄청난 돈이었다. 그럼에도 크록은 새 맥도날드 매장을 열자고 형제를 설득했다. 리처드와 맥은 집에 그냥 있어도 된다, 크록이 전국을 돌아다니며 그들을 더 큰 부자로 만들어주겠다는 것이었다. 마침내 계약서를 작성하고 동업자가 셋으로 늘었다.

[인정사정 볼 것 없다]

맥도날드라는 이름과 스피디 서비스 시스템의 사용권을 획득한 뒤 크록은 큰 문제에 봉착했다. 미국 곳곳에 새 식당을 열 자금이 없었던 것이다. 은행들은 고등학교 중퇴자에다 패스트푸드 사업을 창조하려는 몽상가인 크록에게 돈을 빌려주려 하지 않았다. 위험부담이 너무 크다고 생각한 것이다. 자금 조달을 위해 크록은 프랜차이즈(체인점 영업권) 계약의 새로운 방식을 생각해냈다.

해당 지역의 사업가가 맥도날드와 계약을 맺고 자기 돈으로 새 매장을 열며, 크록은 세세한 운영 방법을 알려준다. 이익은 분배한다. 프랜차이즈는 수십 년 동안 있어왔지만 크록이 고안한 방식은 대단히 성공적인 것이어서, 맥도날드뿐 아니라 전 패스트푸드업계의 성장에서 핵심 역할을 했다. 회사는 큰돈을 들이지 않고 많은 식당을 열 수 있었고, 지역 사업가들은 식당 운영에 대해 아는 게 없어도 많은 돈을 벌 수 있었다.

프랜차이즈 성공의 열쇠는 한 단어로 요약할 수 있다. 바로 '똑같음'이다. 레이 크록은 맥도날드 식당들은 모든 것이 똑같아야 한다고 했다. 간판도, 건물도, 메뉴도 같아야 했다. 그리고 무엇보다도 음식 맛이 정확히 일치해야 했다. 한 군데의 감자튀김 맛이 형편없으면 모든 맥도날드의 영업에 영향을 미칠 것이라고 우려했다. 그는 규칙을 따르지 않고 뭔가 다르게 해보려는 점주들을 가만두지 않았다.

"우리는 규칙을 따르지 않는 몇몇 사람들을 신뢰할 수 없다는 사실을 알았다. 그들이 규칙에 순응하도록 신속하게 조처할 것이다. 조직이 개인을 신뢰할 수는 없다. 개인이 조직을 신뢰해야 한다."고 크록은 말했다.

크록은 새 맥도날드점을 여는 데 부자들이 돈을 대는 것을 바라지 않았다. 그는 경영까지 직접 할 투자자를 찾았다. 이제까지의 삶을 포기하고 전적으로 맥도날드에 헌신할 사람을 원한 것이다. 새 주인들은 단 하나의 매장으로 시작하고, 크록의 명령을 따라야 했다. 말을 잘 들으면 두 번째 매장을 열 기회를 줄 것이다. 무엇보다도 크록은 충성심을 요구했다. 맥도날드에 대한 믿음이 어찌나 철저했는지, 그에게는 회사가 마치 새로운 종교 같았다. 규칙을 깨면 누구라도 벌을 받았다. 맥도날드 고객을 훔치려 드는 다른 체인도 손을 보곤 했다.

크록은 패스트푸드업계의 경쟁자들과 어떻게 싸워야 하는지 확실히 알고 있었다. "쥐가 쥐를 잡아먹고 개가 개를 잡아먹는 싸움이다." 그는 이렇게 주장했다. "나는 죽일 것이다. 그들이 나를 죽이기 전에 그들을 죽일 것이다. 가장 강한 자만이 살아남는 미국적 생존 방식을 말하는 것이다."

크록이 스피디 서비스 시스템을 전도하며 전국을 돌아다니는 동안 리처드와 맥은 샌버나디노에서 한가롭게 지내고 있었다. 크록은 맥도날드 형제를 미워하기 시작했다. 자신이 노예처럼 힘들게 일하는 동안 그들은 집에 앉아서 이득이나 챙기고 있다고 생각했다. 맥도날드 형제와 맺은 계약 때문에 그는 스피디 서비스 시스템에 어떤 변화도 줄 권리가 없었다. 맥도날드 이름을 단 식당들의 운영에 관한 최종 결정권은 그들 형제에게 있었고, 이 사실이 크록을 화나게 했다.

1961년, 크록은 돈을 빌려 리처드와 맥의 지분을 사들였다. 형제는 1백만 달러씩을 받았다. 엄청나게 많은 돈 같았다. 그러나 회사가 성장함에 따라 그들이 포기한 것의 가치 또한 커졌다. 레이 크록에게 지분을 팔지 않았더라면 1990년대에 리처드와 맥의 수입은 연간 1억8천만 달러를 넘었을 것이다.

이 협상 때 맥도날드 형제는 샌버나디노에 있는 최초의 매장을 자기들이 가지겠다고 고집했다. 크록은 이를 허락했지만 식당 이름을 바꾸게 했다.

"나중에 나는 바로 건너편에 맥도날드점을 열었고, '더 빅 M'으로 이름을 바꾼 그 식당은 결국 망했다." 크록의 말이다.

[이것도 똑같고, 저것도 똑같고]

　맥도날드가 이끄는 패스트푸드 산업은 미국 전역으로 퍼져나갔다. 남부 캘리포니아의 생활방식은 그리 낯선 것이 아니었다. 연방정부는 주와 주 사이에 고속도로를 건설했고, 사람들은 자동차 여행을 많이 하게 되었다. 다른 도시들도 로스앤젤레스처럼 기차 대신 자동차에 의존하기 시작했으며, 그에 따라 새로운 도시 근교 마을이 전국에 생겨났다.
　1960년부터 1973년까지 맥도날드 매장의 수는 200개에서 3,000개 가까이로 늘었다. 1973년 유류파동이 잠시 패스트푸드 산업을 위협했다. 많은 미국 사람들이 자동차와의 연애가 끝나는 게 아닌가 걱정했다. 그러나 위기가 지나자 맥도날드는 교외뿐 아니라 도심 한가운데에도 매장을 열기 시작했다.
　패스트푸드 산업의 창업자들은 하나 둘 회사를 팔거나 은퇴했다. 1950년대에 지방의 작은 체인들에서 비롯된 이 산업을 1980년대에는 다국적기업들이 지배했다. 가족 소유의 식당들은 거인들과 경쟁하기가 힘들었고, 차츰 사라지기 시작했다.
　맥도날드의 성공은 다른 소기업들에도 막대한 영향을 미쳤다. 자동차 부품 사업에서 살빼기 산업에 이르기까지 모든 분야에서 프랜차이즈야말로 새 회사를 창조하는 가장 쉬운 방법처럼 보였다. 어떤 회사들은 프랜차이즈를 통해 성장했고, 다른 회사들은 모든 매장을 직접 소유함으로써 성장했다. 많은 사업체들이 맥도날드에서 따온 가장 중요한 것은 그 철저한 '똑같음'이었다. 그들은 똑같은 상품을 똑같이 생긴 수백 개의 건물에서 똑같은 방법으로 팔기 시작했다.

1969년, 도널드 피셔와 도리스 피셔는 맥도날드, 버거킹, KFC가 패스트푸드를 파는 방법으로 청바지를 파는 가게를 샌프란시스코에 열었다. 가게 이름을 갭(GAP)이라고 붙였다. 30년 뒤 미국에는 1,700개도 넘는 갭, 갭키즈, 베이비갭 가게가 생겨났다. 한때 서로 전혀 달라 보였던 미국의 도시와 마을들—대체로 작고 가족 소유의 업체들만 있었던 곳들—이 똑같아 보이기 시작했다.

햄버거 찰리는 상상조차 할 수 없었을 것이다. 아우터게이미 카운티 축제에서 빵 두 쪽 사이에 미트볼을 으깨어 넣고 만든 샌드위치가 세상을 어떻게 바꾸어 놓을지를 말이다. 초기의 조사 때와 달리 햄버거는 소혀나 시금치보다 훨씬 인기 있는 식품이 되었다. 미국인들은 이제 매년 130억 개의 햄버거를 먹는다. 한 줄로 놓으면 지구를 32바퀴 돌고도 남을 것이다.

아이들의 행복한 식사 ❷

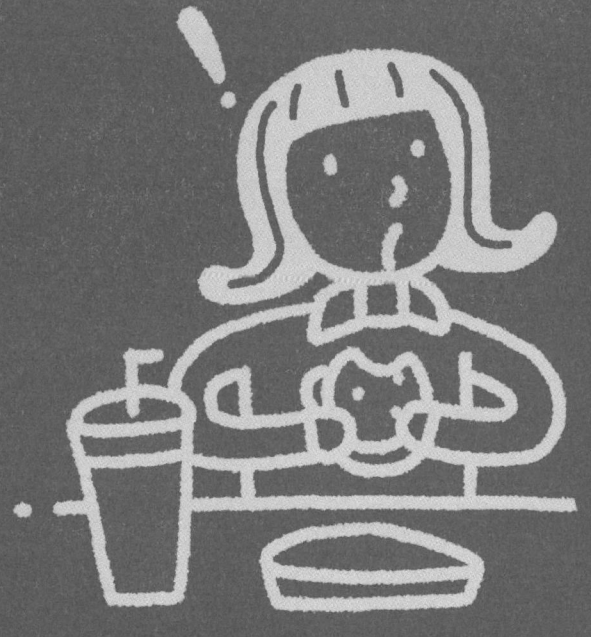

[아이들이 돈이다]

2004년 8월 하순의 싱가포르. 존 페인이 말레이시아, 중국, 인도네시아, 필리핀에서 모여든 수많은 사업가들에게 자리에서 일어나라고 말한다. 그리고 팔을 들어 세 개의 글자 모양을 만들라고 한다. 한 개씩 차례로.

"Y를 만드세요." 페인이 소리친다.

"Y!" 그들이 응답한다. 강당은 순식간에 Y자 모양의 사람들로 가득 찬다.

"U를 만드세요."

"U!"

"M을 만드세요."

"M!"

"무엇이 됩니까?"

"얌!" (YUM은 "맛있다!"라는 말. '맛있는 것'이라는 명사도 됨)

"무엇이 됩니까?"

"얌! 얌! 얌!"

어른들이 이런 식으로 행동하는 것은—동남아의 사업가 모임에서는 특히—이상하게 보였다. 존 페인은 KFC에서 일하고 있었는데 KFC와 피자헛, 타코벨을 소유하고 있는 얌 브랜즈 사에 관중의 관심을 끌고자 했던 것이다. 청소년 마케팅 포럼 2004년 대회에서 '오늘날의 아시아

청소년을 상대로 한 마케팅 전략 톱10'에 관해 연설을 하던 중이었다.

수백 명의 사업가들이 아이들한테 물건 파는 비법을 배우기 위해 몇 천 달러씩을 지불했다. 관중석에는 맥도날드, 디즈니, 코카콜라, 도요타, 네슬레, MTV에서 온 사람들도 있었다. 전날 있었던 워크숍에서는 아이들 사이에서 '브랜드 선호와 충성심'을 키우는 기술을 가르쳐주겠다고 약속했다.

"초기에 관계를 잘 맺는 일이 가장 중요하다." 키드숍이라는 마케팅 회사의 폴 커닛 사장이 첫날 연단에서 한 말이다.

지난 30년 동안 대기업과 작은 아이들의 관계는 엄청나게 바뀌었다. 얼마 전까지만 해도 단지 몇몇 회사만 아이들을 상대로 광고를 했다. 파는 상품도 주로 아침 식사용 시리얼과 장난감이었다. 그러나 오늘날 온갖 종류의 상품을 파는 회사들은 아이들이 돈을 많이 갖고 있으며, 부모가 무엇을 구매하느냐에 큰 영향력을 발휘한다는 사실에 주목하고 있다. 해마다 미국에서 아이들이 쓰는 돈은 5,000억 달러를 넘는다. 대기업들은 그 돈을 원한다. 그 돈을 손에 넣기 위해 아이들을 속이려 드는 경우도 많다.

미국 아이들을 광고의 주요 대상으로 삼는 데 결정적 역할을 한 두 사람이 있다. 레이 크록과 월트 디즈니다. 둘은 닮은 데가 아주 많다. 둘 다 일리노이 주 출신이다. 크록은 1901년생, 디즈니는 1902년생으로 한 해 터울이다. 제1차세계대전 중 같은 야전 의무대에 근무하면서 알고 지냈다. 둘 다 일리노이 주를 떠나 남부 캘리포니아에 가서 새로운 산업을 개척했다. 자신의 뜻대로 주변을 통제하면서 정연하고 깨끗하게 유지하려는 욕구가 강하다는 점도 비슷하다. 그런 성격 때문에 가끔 이상한 행동도 했다. 월트 디즈니는 직원들이 실내 온도를 바꾸지 못하도록 애니메이션 스튜디오의 모든 창문을 밀봉해버렸다. 레이 크록은 맥도날드 가게의 청결에 얼마나 신경을 썼는지 때로는 걸레 짜는 기계의 구멍을 칫솔로 문지르기도 했다.

크록과 디즈니는 과학과 기술에 대한 무한대의 신념을 갖고 있었다. 회사 경영 방식도 거의 같았다. 중요한 결정들은 모두 직접 내리고 세부적인 것은 다른 사람들에게 맡겼다. 월트 디즈니 이름이 들어간 애니메이션의 고전들 중 그가 직접 쓰거나 그린 것은 하나도 없다. 레이 크록 역시 맥도날드 샌드위치의 비법 하나 창안한 게 없다. 그러나 두 사람 모두 적임자를 찾을 줄 알았다.

먼저 성공한 사람은 디즈니였지만 더 영속적인 영향력을 미친 사람은 크록이다. 그의 회사가 미국 경제에 더 큰 힘을 행사했고 미키 마우스보다 더 유명한 마스코트, 로날드 맥도날드를 창조했다.

가장 중요한 공통점은 월트 디즈니와 레이 크록 모두 대단한 세일즈맨이었다는 사실이다. 단순히 한 개의 물건을 아이들에게 판 게 아니라 상상의 세계를 창조함으로써 훨씬 많은 것을 팔 수 있었다. 그들은 어린이들의 느낌과 생각과 꿈을 상품과 연결시키는 데 공을 들였다. 그들의 엄청난 성공은 다른 사업가들로 하여금 전 세계 어린이들을 상대로 같은 전략과 술책을 쓰도록 만들었다.

[디즈니를 본받아라]

　레이 크록은 월트 디즈니를 본받고자 했다. 디즈니가 전 세계에 미키마우스 영화와 장난감을 파는 동안 크록은 네모난 아이스크림 스쿠프를 파느라 고전하고 있었다. 22살의 나이에 디즈니는 중서부를 떠나 로스앤젤레스에 자신의 영화 스튜디오를 열었다. 그는 30살도 되기 전에 유명해졌다.

　그의 빠른 성공은 미키마우스의 인기 때문만이 아니라 만화영화를 만드는 새로운 방법 덕이었다. 월트 디즈니 스튜디오는 '재미 공장'으로 불렸다. 디즈니 스튜디오의 화가들은 공장 조립라인의 노동자 취급을 당했다. 한 사람이 한 장면을 다 그리지 못하게 돼 있었다. 화면의 작은 부분들을 반복해서 스케치하고 색칠해야 했다. 엄격하게 관리되어, 할 일을 아주 세세히 지시받았다.

　"수백 명의 젊은이들이 엔터테인먼트를 생산하는 기계에 맞도록 훈련받고 끼워넣어졌다."라고 디즈니는 설명했다.

　디즈니는 과학과 기술과 기계장치들을 좋아했다. 과학에 대한 사랑은 많은 디즈니 영화가 전하는 메시지의 일부가 되었다. 새로운 방법이 언제나 낡은 방법보다 낫다고 디즈니는 말하는 듯했다. 그리고 물건을 사는 것이 행복으로 가는 확실한 길이었다. 그는 디즈니랜드를 '세상에서 가장 행복한 곳'이라고 불렀다. 디즈니랜드 안의 투모로랜드에 가면 우주여행에서부터 미래의 주방에 이르기까지 모든 것이 똑같이 신나고 낙

천적인 느낌으로 만들어져 있는 것을 볼 수 있다. 새로운 제품과 그것을 뒷받침하는 과학적 사고가 해로울 수도 있다는 생각의 낌새는 눈을 씻고 봐도 없다.

디즈니랜드가 찬양하는 미래는 미국인 삶의 거의 모든 측면이 기업의 후원을 받는 세상이다. 어린이들을 즐겁게 해준 사람 중 세계에서 가장 사랑받은 이가 월트 디즈니였다. 아이들은 그의 말이라면 뭐든 듣고 싶어했고, 대기업들은 디즈니의 메시지와 자기네 광고를 연결시키려고 안달이었다. 원자로를 만드는 회사는 아이들에게 원자로가 안전하다고 얘기하는 디즈니 영화 「우리 친구 원자」를 후원했고, 디즈니랜드의 핵잠수함 타기 놀이도 후원했다. 화학약품과 플라스틱 제조업체는 디즈니랜드에 플라스틱으로 만들어진 '미래의 집'을 후원했다. 석유회사는 휘발유로 움직이는 자동차 운전 놀이인 오토피아를 후원했다.

월트 디즈니는 또 오늘날 '시너지(협력작용·상승작용)'로 불리는 시장전략의 선구자이기도 했다. 시너지의 목표는 소비자의 머릿속에서 많은 제품이 서로 연결되도록 하고 은밀하게 모든 제품을 한꺼번에 광고하는 것이다. 이것이 잘 되었을 때 대부분의 사람은 자기가 광고를 봤는지조차 깨닫지 못한다.

1930년대에 디즈니는 수십 개 회사와 계약을 맺고 미키마우스 사진을 그들 제품과 광고에 쓰도록 허용했다. 영화 「백설공주」는 새로운 경지를 개척했다. 영화가 개봉되기도 전에 디즈니는 70개 마케팅 계약을 맺었다. 장난감과 책과 옷과 스낵을 파는 데 백설공주를 이용하는 것이었다.

후에 디즈니는 텔레비전을 이용해 시너지 아이디어를 아무도 상상 못했던 경지로 끌어올렸다. 그의 첫 TV 프로그램인 「원더랜드에서의 한 시간」은 곧 개봉될 디즈니 영화 「이상한 나라의 앨리스」의 광고라 할 수 있었다. 1954년부터 방송된 그의 첫 TV 시리즈 「디즈니랜드」는 매주 놀이공원의 건설 현황을 보고했다. 이 시리즈의 에피소드들은 디즈니의 영화, 책, 장난감들을 광고했으며, 무엇보다도 브랜드의 화신인 월트 디즈니 자신을 광고했다. 저 모든 상품을 하나의 재미있고 신나고 친근한 아이디어로 근사하게 포장해낸 바로 그 남자 말이다.

[디즈니랜드에 끼지 못하다]

맥도날드가 아직 어렵던 초기, 자체의 TV 프로를 갖고 그것을 이용해 햄버거를 판다는 것은 레이 크록에겐 꿈일 뿐이었다. 그런 수준의 판촉을 할 돈이 없었다.

그러나 맥도날드에 대한 넘치는 열정이 있었고, 인기 상품으로 만들 대담한 아이디어도 있었다. 이 새로운 식당 체인이 목표로 삼을 고객은 아이들이었다. 가족 단위 고객을 목표로 했던 맥도날드 형제의 영업 전략을 크록은 개선하고 정비했다. 시기도 적절했다. 2차대전이 끝난 뒤 10년간 미국의 아동 수는 50%나 증가했다.

크록이 맥도날드 형제와 손잡은 직후 오랜 친구 월트 디즈니에게 편지를 썼다. 두 사람은 30년 이상 만나지 못했다.

"친애하는 월트, 나는 최근 맥도날드 시스템의 전국 프랜차이즈를 인수했네. 자네의 디즈니랜드에 맥도날드가 참여할 여지가 있을지 알고 싶네."

크록은 새 놀이공원에 맥도날드 매장을 열면 어린아이들 사이에서 당장 히트를 칠 것으로 생각했다. 그러나 맥도날드의 성공은 그리 쉽게 오지 않았다. 월트 디즈니는 정중하게 답장했으나 제안을 받아들이지는 않았다. 디즈니랜드가 개장했을 때 숱한 식당이 들어섰지만 맥도날드는 없었다.

디즈니의 시너지에 끼지 못하게 되자 크록은 맥도날드를 널리 알릴 다른 방법을 생각해냈다. 그는 음식의 맛 못지않게 음식을 파는 방법이 중요하다는 점을 잘 알고 있었으며, 자기가 하는 일이 식당 사업이라기보다는 쇼 비즈니스라고 말하곤 했다. 크록은 맥도날드가 아이들을 위한 안전하고 깨끗하며 지극히 미국적인 장소라고 선전하기로 했다. 아이들을 목표로 삼는 것은 무엇보다도 사업적 고려에 따른 결정이었다. "우리의 TV 광고를 좋아하는 아이가 할머니 할아버지를 맥도날드에 모시고 오면 우리는 손님 두 명을 더 얻게 된다."라고 그는 설명했다.

맥도날드의 첫 마스코트 이름은 스피디(Speedee)로, 햄버거를 머리로 하고 윙크를 하는 작은 요리사 모습의 만화 캐릭터였다. 1957년, 리처드 맥도날드는 스피디 모습의 롤리팝(손잡이가 달린 빨아먹는 사탕. 막대사탕)을 고아원, 걸스카우트와 보이스카우트 모임, 어린이 병원 등에 나눠 주자고 제안했다. 크록은 좋은 아이디어라고 생각해 스피디 사탕을 학교, 특히 유치원과 초등학교 1·2학년 아이들에게도 주기로 했다. 그러나 판촉 전략으로서 스피디는 실패작이었다. 체했을 때 먹는 약인 알카셀처의 마스코트 이름도 스피디(Speedy)였는데, 이 두 제품이 연관 있는 것으로 사람들이 생각할 수 있었기 때문이다. 스피디가 고쳐준다고 약속하는 배탈이, 다른 스피디가 광고하는 햄버거를 먹은 결과 생길지도 모른다고 생각한다면 맥도날드에 도움이 될 리 없었다.

맥도날드의 새 마스코트는 레이 크록의 작품도, 회사 어느 직원의 작품도 아니었다. 1960년 워싱턴 DC에 몇 개의 맥도날드점을 갖고 있던 오스카 골드스타인은 보조(Bozo)라는 이름의 사랑스러운 어릿광대가 출연하는 지역 텔레비전 쇼 '보조의 서커스'에 광고를 하기로 했다. 계약 조건에 따라 보조는 골드스타인의 식당들을 방문해 수천 명의 새 손님을 끌어 모았다. 1963년 방송국이 보조의 프로그램을 폐지했을 때 골드스타인은 광대 역을 한 윌라드 스콧을 고용해 맥도날드 매장과 행사들에 등장할 새 광대를 창조하게 했다. 광고 대행사에서 의상을 디자인했고, 스콧은 로날드 맥도날드라는 이름을 생각해냈다. 스타가 탄생한 것이다.

[로날드와 행복한 식사를]

오늘날 우리가 보는 로날드 맥도날드는 원래의 것과는 매우 다르다. 처음에는 윌라드 스콧이 햄버거와 밀크셰이크, 감자튀김이 담긴 상자 모양 쟁반을 머리에 이고 있는 모습이었다. 벨트에도 같은 쟁반을 달고,

코에는 맥도날드 종이컵을 쓰고 있었다.

　최초의 TV 광고에서 로날드 맥도날드는 "세상에서 제일 새롭고, 제일 바보 같고, 제일 햄버거를 잘 먹는 어릿광대"라고 소개되었다. 한동안 여기저기를 기웃거리던 카메라가 놀이방에 앉아 텔레비전을 보고 있는 그를 찾아낸다. "얘들아, TV 보는 게 재밌지 않니?" 그가 묻는다. "난 애들이 즐겨 하는 건 뭐든 하고 싶어. 특히 맛있는 맥도날드 햄버거를 먹는 거!" 그리고 허리에 매단 요술 쟁반을 보여준다. 로날드가 쟁반에서 햄버거를 한 개 집을 때마다 또 한 개의 햄버거가 곧바로 생겨난다.

　로날드 맥도날드의 TV 광고는 즉각 대성공을 해, 워싱턴 DC의 맥도날드엔 부모들이 아이들을 데리고 몰려들었다. 2년 뒤 레이 크록은 로날드 맥도날드를 미국 전역의 아이들에게 소개하기로 했다. 새 광고가 전국에 방영되기 전에 윌라드 스콧은 해고됐다. 로날드 역을 하기에는 너무 살이 쪘다는 이유에서였다. 맥도날드는 버거와 셰이크와 감자튀김을 팔기 위해 훨씬 마른 사람이 필요했다. 다른 사람이 로날드 역을 하게 된 데 실망했지만 스콧은 나중에 더 나은 일을 찾게 됐다. NBC 방송의 '투데이 쇼'에서 오랫동안 일기예보를 맡았던 것이다.

　새 로날드 맥도날드 광고는 날아다니는 햄버거를 타고 하늘로 솟아오르는 조용하고 날씬한 광대를 내세웠다. 그는 자기의 햄버거를 훔쳐 가려는 '미스터 머슬(근육)'이라는 악당과 자주 싸웠다. 미스터 머슬을 무찌른 로날드는 또 다른 맥도날드점으로 날아간다. 이 광고는 수백만 미국 어린이들이 만화영화를 보는 토요일 아침에 방영되었다. 맥도날드는 그 시간대에 광고를 한 최초의 패스트푸드 체인이었다. 곧 로날드 맥도날드는 모두에게 친숙한 이름이 되었다. 한 조사에 따르면 미국 어린이의 90% 이상이 로날드 맥도날드가 누구인지를 안다. 가공의 캐릭터 중 그보다 더 알려진 인물은 하나밖에 없다. 산타클로스다.

맥도날드 마스코트가 점점 더 인기를 끌자 크록은 디즈니랜드와 경쟁할 놀이공원을 만들 생각을 했다. 그러나 접근 방법은 달랐다. 미국 곳곳의 맥도날드 매장에 작은 플레이랜드(놀이공간)와 맥도날드랜드를 지었다. 팬터지 세계인 맥도날드랜드는 월트 디즈니의 매직 킹덤에서 많은 영감을 받았다. 전에 디즈니에서 세트를 설 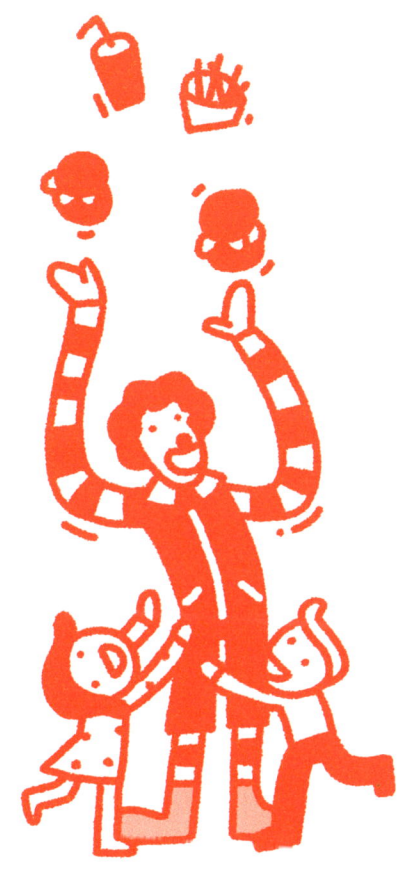 계한 사람이 맥도날드랜드를 독특한 모습으로 꾸몄다. 디즈니 영화 '메리 포핀스'의 음악과 디즈니랜드 송 '세상은 역시 좁군요'를 작곡한 사람이 맥도날드 초기 광고들의 음악을 맡았다.

광고에 등장한 로날드 맥도날드와 맥치즈 시장, 그 밖의 캐릭터들은 맥도날드가 단지 또 하나의 식당인 것만은 아니라는 인상을 심어주었다. 맥도날드 체인은 아이들에게 일련의 기분 좋은 이미지들을 제시했다. 밝은 색깔, 놀이터, 장난감, 어릿광대, 빨대를 꽂은 음료수, 작은 선물꾸

러미처럼 포장한 음식 따위의 이미지들 말이다. 맥도날드는 광고의 주 대상인 어린아이들의 상상력 속에 크게 자리 잡게 되었다. 크록도 마침내 월트 디즈니처럼 어린이들에게 좋은 분위기를—감자튀김과 함께—파는 데 성공했다. 그것은 '해피밀(행복한 식사)'이라고 불렸다.

햄버거 밭과 애플파이 나무, 피시버거 분수를 갖춘 맥도날드랜드는 디즈니랜드와 결정적인 공통점이 있었다. 거의 모든 것이 상품이라는 점이었다.

[부모를 조르게 만들라]

맥도날드의 성공은 1980년대 어린이 대상의 광고 열풍이 이는 계기가 되었다. 일하는 부모들 중엔 아이들과 함께하는 시간이 충분치 못한 데 죄책감을 느끼는 사람이 많았다. 그래서 자녀를 위해 더 많은 돈을 썼다. 오랫동안 아이들에게 무관심했던 회사들이 그들을 주의 깊게 연구하고 자기네 제품을 사도록 부추기기 시작했다. 오늘날 주요 광고대행사에는 모두 어린이 부서가 있으며, 전적으로 어린이만을 대상으로 한 마케팅 회사도 있다.

새로운 어린이 광고 전략은 그들이 지금 얼마나 많이 사는가만이 아니라 미래에 얼마나 많이 살 것인가에도 초점을 맞추고 있다. 한 브랜드에 대한 유소년기의 취향이 평생의 구매로 이어지기를 바라면서 요람에서 무덤까지의 광고 전략을 세운다. 레이 크록과 월트 디즈니가 오래전에 깨달은 점, 즉 개인의 '브랜드 충성심'은 두 살 때 이미 시작될 수도 있다는 점을 믿게 된 것이다. 실제로 연구자들에 따르면, 자기 이름을 아직 인식 못하는 어린이가 황금 아치 같은 회사 로고를 알아보는 경우가 적지 않다고 한다.

아이들을 대상으로 한 대부분의 광고는 한 가지 단순 명쾌한 목표를 갖고 있다. 부모를 조르게 만드는 것이다. "그냥 보채게만 만드는 게 아니라, 왜 그 상품을 사달라고 해야 하는지 구체적 이유를 아이들에게 주는 것"이라고 한 판촉 담당자는 말했다. 광고는 곧잘 아이들을 작은 판매원으로 만들려고 한다. 아이들은 자기 부모를 누구보다 잘 알고 있기 때문이다. 광고주는 아이들이 부모를 계속 들볶기를, 그것도 아주 효과적으로 들볶기를 바란다.

아이들이 부모를 조르는 방식과 이유는 이제 광고대행사들이 깊이 연구하는 주제다. 텍사스 에이앤드엠(A&M) 대학의 마케팅 교수인 제임스 맥닐에 따르면 아이들은 원하는 것을 얻기 위해 일곱 가지 조르기 방식을 쓴다고 한다. 맥닐은 저서 『고객으로서의 아이들』에서 그 유형을 소개한다.

1. 간청하며 조르기: "응? 응?" 또는 "엄마, 엄마, 엄마."처럼 똑같은 말을 계속 반복한다.

2. 집요하게 조르기: "한 번만 더 부탁할게." 같은 말을 하면서 끊임없이 요구한다.

3. 밀어붙이며 조르기: 우격다짐식이다. "그래? 그럼 아빠한테 사달

래지 뭐."처럼 가벼운 협박을 담기도 한다.

4. 시위성 조르기: 가장 위험한 유형으로, 공공 장소에서 무작정 성질을 부리기도 한다. 원하는 것을 얻을 때까지 숨을 참고 떼를 쓰거나, 울거나, 가게를 떠나지 않으려 드는 방식으로.

5. 당의정형 조르기: 사주면 사랑으로 보답할 것을 약속한다. "아빠가 세상에서 최고야." 같은 달콤하고 사랑스러운 말을 하기도 한다.

6. 위협하며 조르기: 가장 질이 나쁜 유형으로, 원하는 것을 즉시 사주지 않으면 엄마 아빠를 영원히 미워하겠다거나 집을 나가겠다고 한다.

7. 동정 유발형 조르기: 원하는 것을 거부당하면 가슴이 아프거나 자존심이 상하거나 친구들의 놀림을 받을 거라고 주장한다.

이 일곱 가지 전략이 한꺼번에 사용되는 경우도 있다고 맥닐은 말한다. "하지만 대체로 아이들은 자기 부모에게 가장 효과적이라고 생각되는 방법 한두 가지를 주로 사용한다."

[머릿속을 들여다보다]

아이들의 생각과 행동을 조종하려 들기 전에 광고 회사들은 아이들이 무얼 좋아하는지를 먼저 알아야 한다. 오늘날 시장 조사원들은 쇼핑몰에서 어린이들과 인터뷰를 할 뿐 아니라, 포커스 그룹을 짜기도 한다.

두세 살밖에 안 된 아기들로 구성하는 경우도 있다. 포커스 그룹에서는 아이들을 둘러앉힌 뒤 무엇을 사고 싶은지에 대해 말하게 한다. 참가자에겐 사례를 한다. 눌러 짜는 케첩병 아이디어도 이런 포커스 그룹에서 나왔다. 그 아이디어로 하인즈는 수백만 달러를 벌었다. 그 발상을 한 아이들한테는 약간의 돈이 지불되었다.

광고 회사들은 아이들의 그림이나 공작물을 분석하고, 포커스 그룹을 주관할 아이들을 고용하며, 돈을 주면서 파자마 파티에 참석케 하고는 밤늦게까지 질문을 해댄다. 조사원들을 아이들 집, 상점, 패스트푸드 식당, 그 밖에 아이들이 모이기 좋아하는 장소에 파견한다. 아이들의 공상 세계를 연구하고 그 결과를 광고와 상품 디자인에 적용한다.

오랫동안 아이들의 클럽은 광고하기에도 좋고 아이들에 관한 정보를 수집하기에도 효과적인 수단으로 여겨져 왔다. 이런 클럽은 우정과 소속감에 대한 필요에 부응한다. 1930년대에 조직된 디즈니의 미키마우스 클럽은 선구자 중의 하나였다.

1980년대와 90년대에 수많은 새 클럽이 생겨났다. 회사들은 어린 고객의 이름과 주소, 우편번호, 개인적 의견 등을 얻기 위해 이 클럽들을 이용했다. "클럽을 통해 전달하는 판촉 메시지들은 개인화할 수 있을 뿐 아니라 연령대별, 지역별 특성에 맞춰 조절할 수도 있다."라고 제임스 맥닐은 말한다.

잘 운영되는 아이들 클럽은 사업에 굉장히 도움이 될 수 있다. 1990년에 만들어진 버거킹 키즈 클럽은 버거킹 키즈밀의 매출을 300%나 신장시켰다. 클럽에 가입한 아이들은 게임과 버거킹 장난감에 대한 기사, 다른 클럽 멤버의 프로필 등으로 가득 찬 뉴스레터를 받았다. "아이들은 중요하다. 우리 고객의 상당 부분을 차지할 뿐 아니라 그들 부모가 어느 패스트푸드 식당을 선택하느냐에 지대한 영향을 미치기 때문이다."라고 버거킹 대변인은 말했다.

인터넷 역시 아이들에 관한 온갖 종류의 정보를 수집하는 데 유용한 수단이 됐다. 1998년 정부기관이 어린이 웹사이트를 조사한 결과, 89%가 어린이들의 신상정보를 요구한 것으로 드러났다. 정보를 제공하기 전에 부모의 허락을 받도록 한 곳은 1%밖에 안됐다.

맥도날드 웹사이트의 한 캐릭터는 아이들에게 로날드 맥도날드는 "모든 것에서의 최고 권위자"라고 말했다. 그 사이트는 아이들에게 맥도날드에서 가장 좋아하는 메뉴, 좋아하는 책과 스포츠 팀의 이름을 자기 이름과 함께 이메일로 보내라고 권유했다.

이제 패스트푸드 웹사이트들은 부모 허락 없이 개인정보를 제공하라고 아이들에게 요구하지 않는다. 그런 일은 불법이 되었다. 하지만 웹사이트들은 여전히 특정 음식의 판촉을 하는 데 만화 캐릭터나 게임을 사용한다.

2006년 초 로날드 맥도날드 웹사이트에서 햄버글러(Hamburglar, 햄버거를 훔치다 로날드 맥도날드에게 잡히곤 하는 캐릭터)는 "이 세상에서 제일 좋아하는 것이 햄버거"라고 말했다. 그리머스라는 캐릭터는 "내가 좋아하는 음료는 밀크셰이크다. 나는 밀크셰이크가 최고라고 생각한다."라고 했다. 그리고 해피밀 맥너깃 문바운스 게임은 미소 짓는 작은 맥너깃을 소스통에 집어넣을 때마다 20점을 준다.

[아무도 환호하지 않았다]

　최신 과학 연구도 아이들을 물건 사게 만드는 데 이용된다. 싱가포르에서 열린 청소년 마케팅 포럼 2004년 대회에서 코카콜라를 대표한 카렌 탠은 아이들로 하여금 한 회사의 광고를 기억하고 '브랜드 집착'을 일으키게 하는 방법에 대해 이야기했다.

　탠이 소개한 연구 결과에 따르면, 아이들 마음에 오래가는 인상을 남기는 방법 중 하나는 같은 광고를 반복적으로 보여주는 것이다. 하나의 광고를 되풀이하는 게 여러 가지 광고를 보게 하는 것보다 효과적이다. 똑같은 광고를 많이 볼수록 어린이가 제품을 기억할 가능성이 높아진다는 얘기다. 이런 반복 광고의 배경에 있는 마케팅 연구가 새로운 것인지는 몰라도 그 기본 개념은 오래전부터 있었다. 바로 '세뇌'이다.

　막대사탕 제조회사 추파춥스의 대표로 참석한 젠스 라스무센은 자기 회사가 바르셀로나에서 행하는 뇌 연구를 후원하고 있다고 밝혔다. 연구의 이름은 '뉴로마케팅'으로, 광고를 보는 사람의 뇌에서 일어나는 움직임을 첨단 장치로 추적한다. 사람들이 어떤 브랜드에서 강한 느낌을 받을 때면 뇌의 특정 부위에서 반응이 일어난다. 라스무센은 추파춥스 사가 언젠가는 '충성스런 고객을 창출하는' 한 방법으로 뉴로마케팅을 이용하게 되기를 바란다고 말했다. 아이들이 막대사탕을 더 사도록 하기 위해 이 회사는 많은 돈을 들이고 온갖 첨단 장치들을 활용하고 있다.

　싱가포르 마케팅 대회의 마지막 날, 대회 주관자들은 어린이들로부터

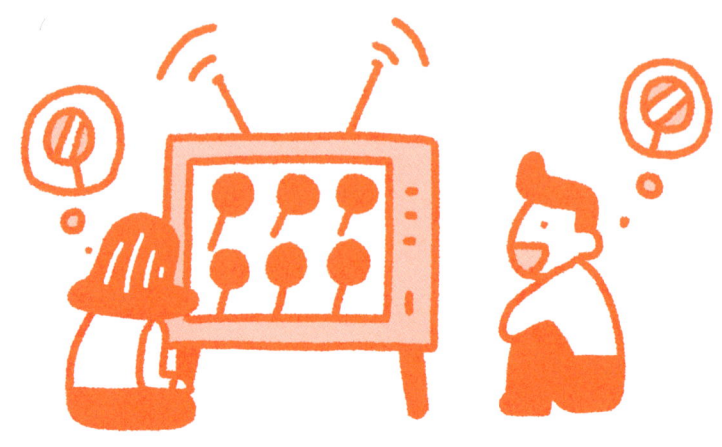

정보를 수집하는 데 옛날식 방법을 썼다. 10살에서 14살 사이의 아이 여섯 명을 무대 위로 불러 문답을 했다. 대회에 참가한 사업가들이 관중석에 앉아 질문을 하면 아시아-퍼시픽 니켈로디언(아이들을 대상으로 만화영화를 방송하는 미국의 케이블 텔레비전 채널)의 프로그램 「왝트!」의 14살 난 진행자 카밀라가 아이들이 답할 수 있도록 마이크를 들어주었다. 질문이 쏟아졌다. 부모님이 뭘 사주기를 바라요? 좋아하는 옷 브랜드는 뭐지요? 어떤 휴대전화를 갖고 있어요? 요즘 유행하는 근사한 게 뭐예요? 뭐로 유명해지고 싶나요?

무대 위의 아이들은 부끄러워하면서 뭐라고 대답해야 할지 잘 모르는 것 같았다. 수백 명의 낯선 사람들 앞에서 아주 개인적인 일에 대해 질문을 받고 있었으니 당연했다. 그들 중 누가 대회에 참가한 회사의 이름을 말하면 관중석에서 환호성이 일곤 했는데 해당 어린이는 사람들이 왜 그러는지 이해하지 못해 놀란 표정을 짓곤 했다. 무엇을 먹고 마시고 싶으냐는 질문에 몇몇 아이는 KFC의 닭튀김과 맥도날드의 감자튀김을 좋아한다고 했다.

삐쩍 말랐고 큼직한 안경을 쓴 12살 소년 일라이어스는 머뭇거리며 앉아 있더니 마침내 용기를 내 일어나 대답했다. "우리 엄마는 내가 코카콜라 마시는 걸 싫어해요. 이에 안 좋대요."

아무도 일라이어스의 말에 환호하지 않았다. 잠시 홀 안이 조용해졌다. 그러더니 일부에서 불안한 웃음소리가 들렸다. 참석자 중에는 코카콜라 간부들도 있었다. 모든 사람이 그 소년의 말을 무시했고, 무대 위에 앉아 있던 광고회사 간부는 얼른 화제를 바꿨다. 마치 일라이어스가 아무 말도 하지 않은 것처럼.

[**맥도날드는 장난감회사**]

인터넷의 중요성이 커지고 있음에도 불구하고 아이들을 대상으로 하는 주요 광고는 여전히 텔레비전이 잡고 있다. 어린아이들을 상대로 그런 광고를 하는 것이 옳으냐 그르냐를 놓고 사람들은 오랫동안 논쟁을 벌여왔다. 아이들은 TV 쇼와 TV 광고를 잘 구별하지 못한다는 사실이 여러 연구에서 밝혀졌다. 그들은 광고의 진짜 목적을 이해하지 못하고, 광고에서 말하는 내용이 사실이라고 믿는다. 아이들을 대상으로 하는 광

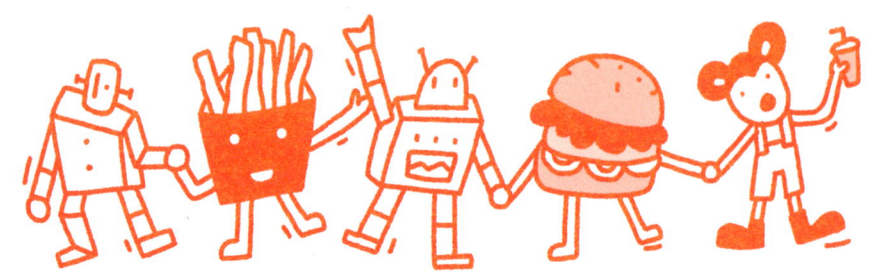

고를 금해야 한다는 생각에 많은 부모와 교사, 소아과 의사들이 호응한다. 그러나 장난감 회사와 텔레비전 네트워크, 주요 광고 대행사들은 거세게 반대한다. 그들은 광고를 제작하거나 방영함으로써, 혹은 광고를 통해 제품을 판매함으로써 많은 돈을 벌어왔다.

없어지기는커녕 일부 채널에서는 아이들을 겨냥한 TV 광고가 종일 방영되기도 한다. 평균적으로 미국 어린이들은 주 25시간 텔레비전을 본다. 연간으로 따지면 한 달 반 동안을 쉬지 않고 TV를 보는 셈이다. 비디오를 보거나 비디오 게임을 하거나 컴퓨터를 하느라고 스크린 앞에 앉아 있는 시간은 빼고도 그렇다. 학교에 가는 시간을 제외하면 미국 어린이들은 자는 것 말고는 텔레비전 보는 데 가장 많은 시간을 보낸다.

한 해 동안 보통의 미국 아이는 4만 개 이상의 TV 광고를 본다. 그중 2만 개 정도가 청량음료, 사탕, 시리얼, 패스트푸드 따위의 이른바 정크 푸드(junk food, 칼로리는 높지만 영양은 거의 없는 식품) 광고다. TV를 보는 동안 5분 간격으로 그런 광고를 본다는 의미다. 한 주일이면 약 3시간이나 된다. 미국 아이들은 음식에 관한 지식을 학교에서 얻지 않는다. 끊임없이 반복되는 정크 푸드 광고가 무엇을 먹어야 할지 알려준다.

패스트푸드 체인들은 텔레비전 광고에 매년 30억 달러 이상을 쓰고 있지만, 어린이들을 향한 마케팅 노력은 거기서 그치지 않는다. 맥도날드는 미국 내의 매장에 8천 개도 넘는 놀이공간을 만들었다. 버거킹도 2천 개 이상이다. '플레이랜드'라고 불리는 이 놀이공간의 시설업자 한 사람은 패스트푸드 체인들이 그런 시설을 두는 이유에 대해 "놀이공간이 아이들을 불러 모으고, 아이들은 부모를 데려오고, 부모는 돈을 가져온다."라고 말했다.

미국의 도시와 마을들이 공원이나 놀이터에 투자하는 돈을 줄이자 패스트푸드 식당이 가족들이 모이는 장소가 되었다. 시소와 미끄럼틀과 플라스틱 공이 가득 든 풀 같은 것들이 어린아이들을 유혹하는 데 성공했다.

또 다른 형태의 광고는 더욱 성공적이었다. "아이들을 끄는 비결은 바로 장난감, 장난감, 장난감이다."라고 한 마케팅 간행물은 말했다.

패스트푸드 체인들은 이제 미국 유수의 장난감회사들과 긴밀히 손잡고 일한다. 작은 장난감은 일정한 음식을 사면 거저 주고 큰 장난감은 매장에서 판다. 해피밀 프로그램의 일환으로 맥도날드는 완구회사인 피셔 프라이스와 함께 한 살에서 세 살까지의 아기들을 대상으로 '토들러 토이'(toddler 는 뒤뚱거리며 걷는 어린아이)를 공짜로 주는 프로그램을 개발했다. 그 중 한 가지는 맥도날드 종업원이 밀크셰이크를 들고 있는 모습의 작은 인형이다. 맥도날드와 버거킹 모두 텔레토비 인형을 선사하기도 했다. 텔레토비는 아직 말도 못 배운 아기들을 겨냥한 것이다.

아이들 음식 세트에는 같은 장난감의 다른 버전이 따라오는 수가 많다. 아이들은 그것들을 전부 갖추기 위해 부모를 졸라 식당에 다시 간다. 생업에 바쁜 부모들은 공짜 장난감이 따라오는 음식을 사주는 것이 아이들을 행복하게 해주는 쉬운 방법이라고 생각한다. 패스트푸드 체인으로선 장난감이 돈을 버는 쉬운 방법이다. 아이들이 좋아할 만한 장난감을 공짜로 주는 주일의 어린이 음식 매출은 쉽게 두 배 세 배로 늘어난다. 그리고 어린이 고객이 하나 더 올 때마다 한두 명의 어른 고객도 끌려오게 마련이다.

"어떤 면에서 맥도날드는 음식 회사가 아니라 장난감 회사다." 은퇴한 패스트푸드 회사 중역의 말이다. 실제로 맥도날드는 세계 최대의 장난감회사일지도 모른다. 매년 15억 개 이상의 장난감을 팔거나 선사한다. 해마다 미국 아이들이 갖게 되는 새 장난감 세 개 중 하나는 맥도날드나 다른 패스트푸드 체인에서 나온 것이다.

[행복한 장난감의 어두운 그늘]

맥도날드는 해피밀 세트의 장난감들을 가격이 싼 지역의 장난감회사들에서 사들인다. 이런 장난감의 밑을 보면 흔히 '메이드 인 차이나'라고 적혀 있다. 해피밀 세트 장난감을 만드는 노동자들은 대체로 행복과는 거리가 멀다.

2000년 「사우스 차이나 모닝 포스트」의 기자가 홍콩 근교의 한 공장을 방문했다. 해피밀 세트에 들어가는 스누피, 곰돌이 푸, 헬로 키티 같은 장난감들을 만드는 공장이었다. 공원 중 몇몇은 14살이었고 하루에 16시간 일하는 수도 많다고 했다. 미국 노동자 기준 근로시간의 갑절이다. 임금은 시간당 20센트가 못 됐다. 미국 노동자가 받는 최저임금의 30분의 1 수준이었다. 그들은 매트리스도 없는 8개의 침대가 들어찬 작은 방에서 잤다.

처음에 맥도날드 측은 공장의 근로조건이 그렇게 열악하다는 증거를 본 적이 없다고 말했다. 그러나 나중엔 뭔가 잘못된 것이 있음을 인정했다. 몇 달 뒤 한 신문이 해피밀 세트 장난감을 만드는 중국의 다른 공장이 노동자들을 혹사한다는 사실을 알아냈다. 그들은 하루에 17시간 일했고, 시간당 10센트도 안 되는 임금을 받고 있었다.

맥도날드는 이제 장난감을 만드는 공장에서 미성년자를 고용하지 못하도록 하고 있다. 그러나 중국 장난감 공장 노동자들의 임금을 올려 주는 데는 별 도움을 주지 않았다 해피밀 세트 장난감을 그렇게 싸게 만들 수 있는 것이 바로 싼 임금 덕이기 때문이다.

[마침내 하나가 되다]

광고 사상 가장 성공적인 판매촉진 활동은 맥도날드가 1997년에 실시한 '티니 비니 베이비' 선물 행사였다. 당시 맥도날드는 한 주일에 1,000

만 개쯤의 해피밀 세트를 팔고 있었다. 1997년 4월의 열흘 동안 고객이 해피밀을 살 때마다 티니 비니 베이비를 공짜로 줌으로써 맥도날드는 해피밀 1억 세트를 판매했다.

해피밀은 보통 세 살에서 아홉 살까지의 아이들이 먹는다. 숫자로만 따지면 그 나이 아이들이 하나도 빠짐없이 티니 비니 베이비 해피밀을 4세트씩 산 셈이다. 그러나 그때 팔린 것이 모두 아이들 몫은 아니었다. 어른 수집가가 해피밀을 사서 장난감만 갖고 음식은 버린 경우도 많았다.

어린이 고객을 잡으려고 패스트푸드 체인들은 장난감 회사뿐 아니라 스포츠 리그나 할리우드 영화사들과도 손을 잡았다. 맥도날드는 미국농구협회(NBA) 경기, 올림픽 등과 연관해 판촉 행사를 벌였다. 피자헛, 타코벨, KFC는 대학 스포츠 팀을 광고에 썼다. 웬디스는 북미 아이스하키 리그(NHL)와 손잡았다. 패스트푸드 광고와 어린이 오락을 결합하기 위해 버거킹은 어린이용 케이블 텔레비전 네트워크인 니켈로디언과, 데니스는 메이저 리그 야구와, 맥도날드는 폭스 키즈 네트워크와 제휴했다.

1960년 어릿광대인 보조가 맥도날드 식당에 나타나면서 시작된 어린이 대상 마케팅은 세계를 휩쓰는 열풍으로 발전했다. 두 업체가 서로 돕는 교차판촉 활동, 선물 주기, 껴안기 좋은 마스코트 등이 난무하는 가운데 어린이용 연예오락과 패스트푸드 광고를 분리하기는 거의 불가능해졌다. 업계에선 그 사실을 자랑스러워했다. 힙합 스타들에게 그들 노래에서 빅맥 얘기를 해주면 대가를 지불하겠다고 제안한 데 대해 비판이 일자 맥도날드의 대변인은 그런 식으로 아이들에게 광고를 하는 게 뭐가 잘못됐느냐고 말했다. "맥도날드 브랜드가 미국의 모든 곳, 모든 것에 두루 존재하게 되었으므로 음악이나 텔레비전, 영화에 맥도날드를 넣는 일이 요즘 아이들이 경험하는 다른 것들보다 더 거슬릴 이유는 없다."라는 것이었다.

  1996년 5월, 월트 디즈니 사가 맥도날드 사와 10년 계약을 맺음으로써 월트 디즈니와 레이 크록의 필생의 사업이 마침내 완벽한 시너지로 통합되었다. 아이들을 겨냥한 광고에 앞장서온 두 회사가 함께 일하기로 결정한 것이다. 디즈니는 맥도날드 매장에서 디즈니 영화의 판촉을 하기로 했고, 맥도날드는 디즈니 테마파크들에서 햄버거와 감자튀김을 팔기 시작했다. 애초에 별다른 차이가 없었던 맥도날드랜드와 디즈니랜드의 기본 개념이 마침내 하나가 되었다. 이제 아이들은 해피밀 즉 '행복한 식사'를 '세상에서 가장 행복한 곳(디즈니랜드의 캐치프레이즈)'에서 사 먹을 수 있다.

'맥잡'의 어린 노동자들 ❸

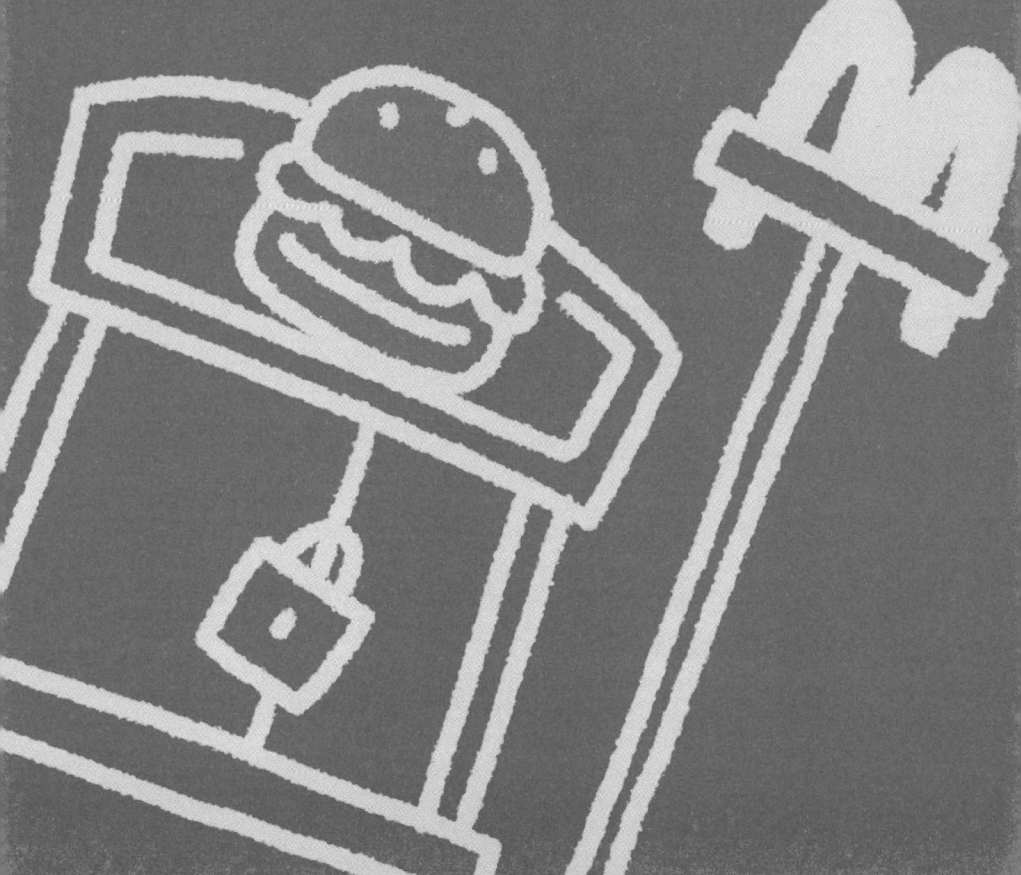

[고공 정찰 후 침공하라]

　거의 2백 년 동안 웨스트 버지니아 주의 마틴스버그는 셰난도어 계곡 북쪽 끝에 자리 잡은 한적한 작은 마을이었다. 1778년에 세워졌으며 독립전쟁 당시 장교였던 토마스 브라이언 마틴의 이름을 따왔다. 최초의 정착민들은 19세기 초 중요한 교역로였던 컴벌랜드 길을 따라 말을 타고 들어와 경작지를 만들고 농사를 지었다. 그 땅은 사과나무를 심기에 완벽해서 오래지 않아 세계의 어느 곳보다도 많은 사과나무를 재배하게 되었다. 남북전쟁 때 몇몇 전투가 그 지역에서 벌어지기도 했지만 대체로 마틴스버그의 일상은 평화롭고 조용했다. 기차가 중심가를 지나갔고, 부근에 몇 개의 공장이 들어섰다.

　노동자들이 도심의 주택들로 들어오면서 그들을 상대로 한 상점들이 생겨났다. J. C. 매크로리라는 5센트 10센트 가게에서는 양말과 바지를 살 수 있었고, 존 W. 딘 상점에서는 아이들 신발을 살 수 있었다. H. L. 돌은 인기 있는 철물점이었으며, 아이스크림이나 사탕, 초콜릿을 사려면 사우스 퀸 스트리트에 있는 앨리스 거브니스 과자점에 가면 되었다.

　이 모든 가게가 마틴스버그에 사는 사람들 소유였고, 주변 지역의 농부들이 쇼핑을 하러 마을로 왔다. 노스 퀸 스트리트 119번지에 있는 팁톱 레스토랑은 근처의 목장에서 온 고기로 맛깔스러운 콘비프 해시를 만들어 팔았다. 마을에는 맥도날드도 버거킹도 웬디도 KFC도 없었지만 사람들은 굶지 않았다.

1960년대 중반, 마틴스버그 서쪽 끝에 인터스테이트(미국의 주들을 잇는 고속도로) 81번의 한 구간이 40km 길이로 개통됐다. 4차로인 이 새 길은 마을을 영원히 바꿔버렸다. 한 시간 반 정도만 달리면 큰 도시인 워싱턴 DC와 메릴랜드 주 볼티모어를 갈 수 있게 된 것이다. 마틴스버그의 삶의 중심은 곧 인터스테이트 81번이 있는 서쪽으로 옮겨 가기 시작했다. 마치 거역할 수 없는 힘에 끌리듯이.

이제는 사람들이 어디서 어떻게 살지를 자동차가 결정했다. 고속도로를 따라 패스트푸드 식당과 연쇄점들이 문을 열었다. 도심에 있던 가족 소유의 오래된 업소들은 문을 닫았다. 마틴스버그는 뻗어나는 미국 교외의 여느 마을들과 하나도 다르지 않게 변해 갔다.

미국의 어느 도시를 보아도 지난 몇십 년 동안 패스트푸드와 자동차가 그곳을 어떻게 바꿔버렸는지 알 수 있다. 로스앤젤레스에서만 볼 수 있었던 형태의 교외 개발이 전국으로 퍼져나갔다. 그와 함께 어딜 가나 똑같다는 느낌이 찾아왔다 지역별로 특별하고 유일하며 인상적이었던 모든 것이 사라져버렸다.

오늘날 마틴스버그는 한적한 작은 마을이라는 느낌을 주지 않는다. 1970년 이후 인구는 두 배 이상으로 늘어났다. 마틴스버그가 속한 카운티는 이제 미국에서 가장 급속도로 성장하는 카운티 중 하나다. 새 주민 중 상당수는 도시를 벗어나 전원 생활을 즐기기 위해 볼티모어나 워싱턴 DC에서 온 사람들이다.

그러나 너무 많은 사람이 몰려오는 바람에 전원은 급속도로 사라지는 중이다. 마틴스버그 외곽으로 차를 몰다 보면 주택개발 공사로 사과나

무들이 뿌리째 뽑혀 길가에 쌓여 있는 것을 볼 수 있다. 1942년에는 이 일대에 300만 그루의 사과나무와 복숭아나무가 있었는데 지금은 30만 그루밖에 없다. 마지막 남은 농부들도 부동산 개발업자에게 땅을 팔고 있어 퀘일 리지, 시카모어 빌리지니 하는 이름의 주택단지들이 언덕을 뒤덮었다. 눈길 가는 데까지 끝없이 뻗어 있던 사과밭은 이제 수천 채의 거의 똑같은 주택들 밑에 깔려 있다.

고속도로가 개통된 후 마틴스버그 중심가의 작은 가게들은 대부분 문을 닫았다. 이제 사람들은 81번 고속도로 주변에 1km 넘게 뻗은 쇼핑거리에서 물건을 산다. 두 개의 농장이 있었던 땅이다. 1980년대에 그 땅은 한 부동산 개발업자에게 35만 달러에 팔렸다. 그후 20년 동안 개발업자는 땅을 쪼개어 팔고 다른 주에서 연쇄점들을 유치해 3,000만 달러 이상을 벌었다.

오늘날 고속도로변에 줄지어 선 호텔, 모텔, 식당, 상점들은 미국 어디서나 볼 수 있는 것과 똑같은 모습이다. 데이스 인, 오피스맥스, 월마트, 햄프턴 인, J. C. 페니 백화점, 와플 하우스, 그리고 아웃백 스테이크하우스 따위다. 네온 불빛, 러시아워의 교통 혼잡, 시멘트로 포장된 엄청난 공간, 영혼이 없는 상자 같은 빌딩들은 가수 조니 미첼이 오래전 노래에서 토로한 느낌을 그대로 일으킨다. "그들은 낙원을 아스팔트로 덮어 주차장을 만들었네."

1970년 마틴스버그에는 6개의 패스트푸드점이 있었다. 현재는 40개가 넘는다. 패스트푸드 체인들은 교외가 확장되면 돈을 벌고, 그래서 더 확장되기를 부추기고, 확장된 지역의 모습을 결정하는 데도 한 역할을 한다.

 그들은 자동차 인구를 유혹하기 위해 거대한 간판을 세우고, 될 수 있는 대로 많은 차를 자기네 주차장으로 끌어들인다. 교통이 붐비는 것을 좋아하기에, 새로운 개발이 시작돼 곧 사람과 차가 몰릴 듯한 교차로에 새 매장을 연다. 패스트푸드 식당들은 흔히 교외 확장의 첫 물꼬를 튼다. 새로운 동네로 밀고 들어가 똑같은 상점들의 홍수를 불러오는 것이다. 새 맥도날드 매장이 생길 때마다 곧 다른 패스트푸드 식당이 근처에 문을 연다. 그곳이 좋은 장소일 거라는 확신이 서기 때문이다.

 맥도날드 사는 새 매장을 세울 최선의 장소를 고르는 기술을 고도로 연마했다. 초기에 레이 크록은 소형 비행기를 타고 학교를 찾아다녔다. 그 근처에 새 식당을 열기 위해서였다. "수백 미터 상공에서는 학교와 교통 패턴을 다 내려다볼 수 있다. 그걸 종합하면 한 마을이 보이는 게 아니라 시장이 보인다."라고 그는 기자에게 말한 바 있다.

 맥도날드는 나중에 교외의 확장을 관찰하는 데 헬리콥터를 이용했다. 새 고속도로와 지방도로를 따라 싼 땅을 찾기 위해서였다. 많은 자동차가 지나가면서 근처에 아이들이 많이 살고 있는 장소를 물색했다.

 1980년대에 맥도날드는 우주 공간에서 찍은 위성사진의 세계 최대 구매자가 되었다. 각 지역을 더 잘 관찰하기 위해 그 사진들을 이용한 것이다. 이 길과 저 길의 관계, 고속도로의 나들목들 사이의 거리처럼 지상에서 봤을 때 약간 혼동스러운 것들이 몇 천 미터 상공에서 찍은 사진에서는 확연해졌다. 곧 다른 회사들도 위성사진을 사기 시작했다. 원래 미군의 적국 정탐을 돕기 위해 개발한 기술이 패스트푸드 체인들의 햄버거 판매를 돕는 또 하나의 도구가 되었다.

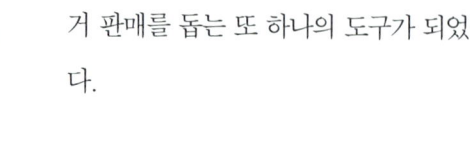

[십대가 모두 한다]

17살 난 소녀 다니엘 브렌트는 마틴스버그 고등학교 3학년이다. 토요일 아침, 새벽 다섯 시 반에 그녀의 핸드폰 알람이 울린다. 밖은 아직 어둡다. 비칠대며 욕실로 가 샤워를 하고 화장도 한 다음 맥도날드 제복을 입는다. 아버지는 일어나지 않지만 어머니는 항상 아래층 부엌으로 내려와서 다니엘이 출근하는 것을 본다. 정말 추운 날은 다니엘네 낡은 니산 맥시마 자동차의 시동이 한참 만에야 걸리기도 한다.

토요일 아침 그녀가 하고 싶은 일은 많다. 잠자는 것도 그중 하나다. 하지만 그 또래 수천 명의 미국 아이들이 그러듯이 다니엘은 일찍 일어나 패스트푸드 식당으로 일하러 간다.

맥도날드까지는 차로 10분 거리다. 식당에 도착하면 매니저와 몇몇 종업원이 이미 창고에서 종이컵과 포장지를 꺼내고 있다. 또 냉동고에서 얼린 팬케이크와 베이컨, 맥그리들 샌드위치용 비스킷, 맥머핀 등을 꺼낸다. 다들 너무 바빠서 누가 온 걸 모르기 때문에 다니엘이 들어가려면 뒷문을 요란하게 두드려야 한다.

패스트푸드 체인들은 흔히 예쁜 아가씨들을 카운터에 세워 손님을 받게 하는데, 그게 바로 다니엘의 일이다. 매장에 도착해 그녀가 가장 먼저 하는 일은 금전등록기에 로그인하고 자기의 사회보장번호 뒷자리 4개를 입력하는 것이다. 그러고 나서 손님들이 몰려오기 전에 커피를 한 잔 마시며 머리를 맑게 한다. 일하는 시간의 거의 반이 지나간 10시나 11시까지는 잠에서 완전히 깬 것 같지 않다. 그렇다고 해서 일에 지장이 있는 것은 아니다. 설사 잠든 상태라 해도 금전등록기건 다른 어떤 기계건 잘 다룰 수 있다고 다니엘은 생각한다.

81번 고속도로 수변에 놀이선 마틴스버그의 모든 패스트푸드 식당은 다니엘 같은 십대들에 의해 움직인다. 전국 어느 지역이든 마찬가지다. 다른 어떤 산업에서도 십대 노동력이 이처럼 압도적 비중을 지니지 않는다. 십대들이 아침에 문을 열고 밤에 문을 닫으며 하루 종일 영업을 한다. 심지어 매니저와 어시스턴트 매니저조차 십대인 경우도 있다.

대체로 십대 선수가 성인 선수보다 잘하는 올림픽 체조 종목과 달리, 패스트푸드 주방 일에는 굳이 어린 사람이 필요하지 않다. 그러나 소수의 안정되고 보수가 높은 숙련 노동력에 의존하는 대신 패스트푸드 산업은 낮은 임금도 마다하지 않는 미숙련 파트타임(시간제 근무) 노동자들을 찾는다. 이런 일에는 오래전부터 십대들이 최적격이었다. 그들은 대개 가족을 부양할 책임이 없다. 그리고 세상 경험이 적기 때문에 어른보다 통제하기가 쉽다.

[물만 부으면 돼요]

패스트푸드 산업 노동자들의 작업 방식은 20세기 초 미국 공장들이 채택한 조립라인 시스템에 기원을 두고 있다. 맥도날드 형제는 공장 관리를 배운 적이 없었지만 기본적 개념은 이해하고 있었고, 그것을 스피디 서비스 시스템에 적용했다. 그들이 개발한 시스템은 널리 사용되고 면밀하게 개선되었으나 핵심의 조립라인적 사고는 견지되었다. 그 결과, 패스트푸드 산업은 수백만 미국인이 일하는 방식을 바꾸고 식당 주방을 작은 음식공장으로 변모시켰다.

버거킹에서는 냉동 햄버거 패티(갈거나 다진 고기 등을 동글납작하게 빚은 것)가 컨베이어 벨트에 올려지면 90초 뒤에 완전히 구워져 브로일러에서 나온다. 피자헛과 도미노의 오븐도 컨베이어 벨트를 사용하는 경우가 많다. 맥도날드의 오븐은 세탁소의 프레스기처럼 생겼다. 큰 쇠뚜껑이 내려와 햄버거의 양쪽 면을 동시에 구워낸다.

버거, 닭고기, 감자튀김은 모두 냉동 상태로 맥도날드 매장에 도착한다. 셰이크와 음료는 시럽 상태다. 타코벨에서는 음식이 조리되는 것이 아니라 '조립' 된다. 아보카도 딥은 매장 주방에서 바로 만드는 것이 아니라 멕시코 미초아칸에 있는 거대한 공장에서 만든 뒤 냉동해서 미국으로 운송한다. 타코벨의 고기도 미리 익혀 냉동한 다음 플라스틱 봉지에 진공 포장해서 가져온다. 콩은 탈수해서 마치 갈색 콘플레이크 같아 보인다.

조리 과정은 간단하다. "모든 것이 '물에 타라' 다. 그냥 뜨거운 물만 부으면 된다."고 한 타코벨 종업원은 말한다.

리처드와 맥 맥도날드가 스피디 서비스 시스템을 도입하기는 했지만 그것을 완성한 사람은 프레드 터너라는 맥도날드의 중역이었다. 1958년 터너는 75쪽에 이르는 교육 매뉴얼을 작성했다. 맥도날드에서 모든 것을 어떻게 해야 하는가를 설명한 교본이었다. 햄버거는 언제나 여섯 줄로 가지런히 그릴에 얹어야 했고, 감자튀김은 정확하게 7mm 두께여야 했다.

오늘날 맥도날드 매뉴얼은 페이지 수가 열 배로 늘어났고 무게도 2kg에 가깝다. 회사 안에서 '성경'으로 알려진 이 교본은 다양한 기구들을 어떻게 사용해야 하며, 메뉴에 있는 각각의 요리가 어떤 모양이 되어야 하고, 손님은 어떻게 맞아야 하는지를 세세하게 지시한다. 조리법은 매뉴얼에 적혀 있을 뿐 아니라 아예 기계에 설계되어 있는 경우도 많다. 맥도날드의 주방은 종업원들에게 무엇을 해야 한다고 지시하는 버저와 깜박등들로 분주하다.

일부 패스트푸드 식당에서는 전산화한 금전등록기가 명령을 내린다. 주문이 입력되면 그에 추가할 만한 품목들에 불이 들어온다. 카운터 종업원들은 손님에게 특별 할인 품목, 디저트, 더 큰 용량의 음료 등을 추천함으로써 주문량을 늘릴 것이 촉구된다. 그러는 내내 그들은 친절하고 활기차야 한다.

"미소 지으며 인사하고 첫인상을 좋게 하라." 버거킹 교육 매뉴얼은 말한다. "그들을 만나서 반갑다는 것을 보여줘라. 눈을 맞추며 쾌활하게 맞아라."

패스트푸드 식당의 엄격한 규정들은 음식 맛을 항상 똑같게 하고 주문된 것을 빨리 만들어내는 데에 도움을 준다. 그리고 회사가 종업원들에게 막강한 힘을 행사하도록 해준다. 모든 지식이 운영 시스템과 주방 기계에 내장되어 있으면 숙련된 종업원이 필요 없다. 시키는 대로 따라할 사람들만 있으면 된다. 기술이 없는 사람은 싸게 고용할 수 있다. 패스트푸드 시스템은 개인의 재능을 높이 사지 않는다. 쉽게 갈아치울 수 있는 일꾼들만 요구한다. 쉽게 고용하고, 해고하고, 다시 채워 넣을 수 있는 노동력을 찾는 것이다.

['맥잡'은 미래를 모른다]

패스트푸드 부문에서 일하는 사람들은 미국 최대의 저임금 노동자 집단이다. 이직률이나 해고율도 가장 높은 편이다. 좋은 직장은 떠나고 싶지 않은 법이다. 일반적으로, 자기 직업을 좋아하는 사람은 가능한 한 오래 그 일을 하려 든다. 교사들을 포함하여 많은 사람이 이삼십 년씩 한 가지 일에 종사한다. 패스트푸드 종업원들은 6개월이면 그만두거나 해고된다.

그토록 빨리 떠나는 이유 중 하나는 급여가 너무 낮기 때문이다. 거의 70년 전에 미국 정부는 고용주들이 돈을 한푼도(혹은 거의) 안 주면서 사람들을 부려먹지 못하도록 최저임금제를 도입했다. 최저임금이란 고용주가 피고용인에게 시간당 지불해야 하는 최소한의 돈이다. 미국 대부분의 산업에선 최저임금보다 훨씬 많이 지불한다. 이에 비해 패스트푸드 업계는 최저임금을 받는 사람이 다른 어느 업계보다도 많다.

그래서 최저임금을 낮게 유지하는 것은 패스트푸드 업계의 사업전략에서 뺄 수 없는 부분이다. 의회에서 최저임금을 인상하려 할 때마다 (2006년에 시간당 불과 5.15달러였다) 패스트푸드 업계는 거세게 저항한다. 그리고 거의 언제나 이긴다. 패스트푸드 체인이 가장 빠른 속도로 성장한 1968년~1990년 기간에 최저임금의 실질가치는 거의 절반으로 떨어졌다. 현재 미국 최저임금의 실질가치는 50년 전보다도 낮다. 임금이 떨어지면 패스트푸드 체인들은 막대한 이익을 얻는다. 더 적은 돈으로 종업원들을 고용할 수 있기 때문이다.

미국의 많은 직장에서는 적절한 임금과 의료보험, 휴가비, 그 밖의 다양한 복지 혜택을 준다. 패스트푸드 일자리는 일반적으로 그렇지 않다. 패스트푸드업 종사자 열 명 중 아홉은 이른바 '크루(crew, 본디 승무원·선원 혹은 공동으로 작업하는 노동자의 한 무리를 뜻하는 말)'에 속한다. 그들은 주방에서 음식을 준비하거나 카운터에서 주문을 받으며 바닥 청소도 한다.

대체로 낮은 시간급을 받고 의료보험이 없으며 근무시간도 제대로 지켜지지 않는다.

크루의 고용 상태는 필요에 따라 변한다. 장사가 시원찮으면 일찍 퇴근시킨다. 손님이 많으면 보통 때보다 더 오래 일해야 한다. 전형적인 맥도날드나 버거킹 매장에는 60명 정도의 크루가 있다. 그들은 주당 평균 30시간을 일한다. 값싼 노동력을 많이 고용하고 손님이 없으면 일찍 보내버림으로써 체인들은 인건비를 낮게 유지할 수 있다.

패스트푸드 직장에서는 기본적인 기술만 배우게 된다. 정시에 출근하고 다른 사람들과 협조하는 방법 따위다. 정규 월급을 받는 종업원은 소수에 불과하다. 매장마다 매니저와 어시스턴트 매니저가 보통 4~5명 있다. 어시스턴트 매니저는 1년에 2만 5,000달러 내외를 받는 경우가 많다. 미국 정규직 평균 연봉보다 1만 2,000달러가 적다. 의료보험 혜택을 받고, 어쩌면 승진을 해 연봉을 좀 더 받게 될지도 모른다. 그러나 그들 역시 과다한 근무시간을 피할 수 없다.

미국에서는 주당 40시간 근무가 정상이다. 패스트푸드 식당의 어시스턴트 매니저 중 일부는 주당 60~70시간까지 일한다. 게다가 업무에 관해 독립적인 결정을 내릴 기회는 별로 없다. 컴퓨터 프로그램, 교육 매뉴얼, 주방의 장비들이 거의 모든 것을 결정한다.

매니저들은 채용과 해고를 하고 일정을 관리할 권한이 있다. 그들은 대부분의 시간을 종업원들이 더 열심히 일하고 팀워크를 발휘하도록 독려하는 데 쓴다. 이는 쉬운 일이 아니다. 그래서 매니저들도 대개 1~2년 후면 그만둔다.

근무시간이 길고 임금은 낮으며 의료보험도 없는 데다 엄격한 규칙에 항상 따라야 하니 패스트푸드 일자리의 평판이 나쁠 수밖에 없다. 실제로 오늘날 사람들은 지루하고 벌이가 나쁘며 쓸 만한 기술도 배울 수 없는 일을 '맥잡(McJob)'이라고 부른다.

옥스퍼드 영어사전, 아메리칸 헤리티지 사전, 웹스터 사전에 따르면 '맥잡'은 보수가 낮으며 승진의 기회가 거의 없는 일자리를 일컫는다. 맥도날드는 사전의 그 같은 정의를 못마땅히 여겨 자사에 공정치 못한 처사라고 공개적으로 불평했다. 그러나 사전들은 그 단어가 실제로 그렇게 쓰인다고 주장한다. '맥잡'은 이렇다 할 미래를 보장하지 않는 일자리인 것이다.

[고교생 크루는 고달파]

마틴스버그의 거의 모든 패스트푸드 식당들은 '종업원 구함'이라는 팻말을 내걸고 있다. 패스트푸드 회사들은 스스로의 성공 때문에 피해를 보고 있다. 다른 분야의 사업체들이 십대 노동력을 앞다투어 끌어가고 있기 때문이다. 한때는 패스트푸드 식당이 십대를 고용하는 유일한 사업이었다. 이제는 십대들이 호텔 프런트 데스크에서 일하고, 텔레마케팅 회사에서 전화 거는 일도 한다. 마틴스버그에서는 많은 십대들이 경마장이나 카지노에서 시간당 8.5달러를 받는 주차 일을 하고 싶어한다. 어떤 아이들은 마틴스버그 몰의 옷가게나 구두가게에서 판매원으로 일하기를 원한다. 자기가 일하는 가게에서 물건을 살 때 할인을 받는 수가 많을 뿐 아니라, 쇼핑 나온 친구들과 만날 수도 있기 때문이다. 패스트푸드 식당은 가장 인기 없는 직장이다.

다니엘은 어렸을 때 맥도날드에 가는 것을 좋아했다. 어떤 때는 아침 점심 저녁을 다 거기서 먹었다. 16살 때 한 친구가 81번 고속도로 부근의 맥도날드 매장에서 일해 보라고 권했다. 그 아이가 이미 거기서 일하고 있었고 다른 동급생들도 늘 그곳에서 음식을 사먹는 데다, 카운터에서 일하는 게 재미있을 듯해서 지망했다. 일이 기대했던 것과 다르다는 사실을 깨닫는 데는 오래 걸리지 않았다. 손님들 중에는 무례한 사람도 있었다. 주방에서 일하는 사람들은 손을 자주 씻지 않았고, 그 때문에 음식이 더러워져도 개의치 않았다.

친구는 금세 그만뒀다. 그러나 다니엘은 그럴 처지가 못 된다. 돈이 필요하기 때문이다. 학교 친구들은 쥐꼬리만 한 돈을 벌자고 그렇게 열심히 일하느냐고 놀린다. 법을 어기고 학교에서 마약을 파는 아이들은 다니엘이 맥도날드에서 2주 동안 받는 것보다 많은 돈을 단 두 시간 만에 번다. 다니엘은 마약과 관련된 일은 일체 거부한다. 그런 짓을 하다 곤경에 빠진 사람을 너무나 많이 안다. 맥도날드에서 하는 일을 좋아하지는 않지만, 최소한 그건 정직한 일 아닌가.

오늘날 많은 십대 학생들이 그렇듯 다니엘도 돈을 벌어야 한다는 엄청난 부담감을 느낀다. 가난한 집에서조차 아빠만 일하고 엄마는 집에서 아이들을 키우던 것이 그리 옛날 일도 아닌데, 요즘은 엄마 아빠는 물론

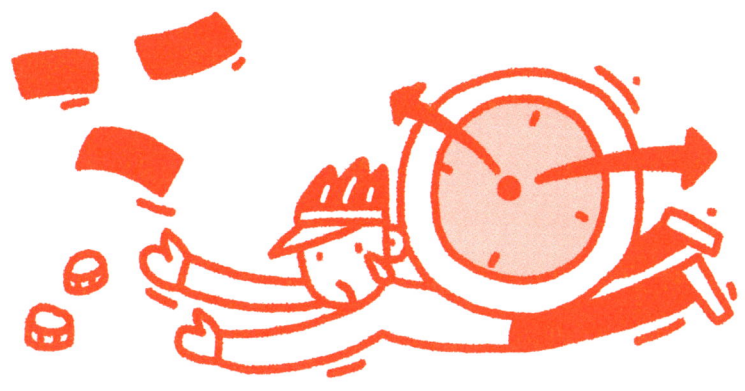

십대의 자녀까지 모두 일을 해야 하는 경우가 많다. 학교가 끝나면 고등학생들은 곧장 일하러 간다. 옷이나 컴퓨터를 사기 위해서이기도 하지만 대부분의 경우 자동차에 드는 돈을 벌기 위해서다.

 일하러 간다는 것은 학교와 운동, 숙제 따위에서 멀어짐을 뜻한다. 일이 재미없고 거기서 아무런 기술도 배우지 못하면 직업을 갖는다는 것 자체를 싫어하게 될 수 있으며, 정직하게 일해봤자 별 볼일 없어지는 게 아닌가 의심하게도 된다. 한 조사에 따르면 학기 중 한 주일에 20시간 이하만 일하는 아이들은 대체로 그 경험에서 얻는 게 있고, 자신감도 생긴다고 한다. 그러나 20시간 넘게 일하는 아이들은 학교를 빼먹곤 하다가 결국 중퇴할 가능성이 훨씬 높다고 한다.

 다니엘은 맥도날드에서 보내는 시간이 너무 많아 걱정이다. 때로는 새벽 두 시까지 일한 뒤 등교할 때도 있다. "학교에서 너무 피곤하고, 숙제도 제대로 못해요."라고 그녀는 실토한다. 많은 주에서는 18살 미만이 주중에 밤 11시 넘어까지 일하는 것을 불법으로 규정하고 있다. 그러나 마틴스버그가 있는 웨스트버지니아 주에서는 16살이나 17살 아이들의 과다한 근무시간이 법적으로 전혀 문제되지 않는다.

다니엘의 친구인 사디 램버트 역시 맥도날드에서 일했었다. 동시에 편의점에도 나갔다. 고등학교 3학년 때는 방과 후인 오후 2시부터 밤 10시까지 매일 근무했다. 토요일에는 아침 여섯 시부터 오후 두 시까지 편의점에서, 그때부터 다시 밤 10시까지는 맥도날드에서 일했다. 일요일에는 아침에 교회 가고 오후에 편의점 일을 했다. 일주일에 7일을 일했다.

16살 때의 어느 토요일, 사디는 아침 8시부터 오후 4시까지 맥도날드에서 일했다. 막 퇴근하려는데 매니저가 몇 시간만 더 있어달라고 요구했다. 크루 중 일부가 나오지 않은 것이다. 7시에 출근한 야간 매니저가 또 사디에게 더 일해줄 수 있겠느냐고 물었다. 아직 일할 사람이 충분치 않았기 때문이다. 그러겠다고 했다. 11시엔 매니저가 문 닫는 걸 도와달라고 했다. 사디는 결국 새벽 세 시 반에야 퇴근했다.

다음날 사디가 출근하자 매니저 중 하나가 감사 선물을 주었다. 전날 그녀가 잠도 못 자고 겨우 반시간을 쉬면서 연속 19시간 반을 일한 데 대한 보답이었다. 선물은 사탕 한 봉지였다.

[일을 잘해도 고과는 낮다]

1998년 여름, 캐나다 몬트리올에 사는 파스칼 맥더프는 자기 집 부근에 있는 열 개의 맥도날드점에 구직 신청을 했다. 15살이던 파스칼은 맥도날드에서 일한다는 생각에 가슴이 설레었다. 부모는 그가 어릴 때 한 달에 한 번 특별행사로 맥도날드에 데려갔었다. 그는 필 스트리트에 있는 맥도날드점의 매니저와 인터뷰를 하러 갔다. 몬트리올 중심가에 있는 이층짜리 매장은 반짝거리는 철재와 유리로 지은 활기 넘치는 현대식 건물이었다. 매니저는 열심히만 일하면 잘 대우하고 월급도 많이 준다고 했다.

파스칼은 채용이 되어 여름방학 중에 일하기 시작했고, 나중에는 방과 후 야간근무를 했다. 주방에서의 온갖 일이 그에게 주어졌다. 햄버거 패티를 냉동고에서 꺼내 그릴에 놓는다. 다 익으면 빵 위에 얹는다. 기계의 단추를 눌러 빅맥 소스를 뿌린다. 쓰레기를 덤프스터(대형 쓰레기 수납기)에 갖다 버리고, 식용유를 담는 큰 통을 청소하고, 케첩 통에 케첩을 채우고, 바닥 청소도 했다. 그 모든 일을 잘하는 데 대해 자부심을 느꼈다.

매니저들은 열심히 일하는 파스칼을 칭찬했다. 종업원 중 한 사람이 출근을 안 했다고 매니저들이 전화해올 때마다 그는 얼른 버스를 잡아타고 식당으로 달려갔다. 취직한 지 5개월 만에 파스칼은 '이달의 크루'(한국 맥도날드 매장의 용어에서는 '이달의 직원')로 뽑혔다. 그 얼마 후에 매니저들로부터 고과를 받았다. 고과표는 종업원들에게 성적표와 같았다. 네 가지 점수가 있었다. 등급은 네 가지로, 수·우·미에다 성적표의 가에 해당하는 '기준 미달'이 있었다. 파스칼은 자기 평균 점수가 고작 '미'인데 놀랐다. 그는 기분이 상했다. 그렇게 열심히 일했으니 점수가 그보다는 나아야 할 것 아닌가.

다른 종업원들과 이야기해 보았다. 가장 열심히 일하는 사람 몇몇 역시 낮은 점수를 받은 듯했다. 말이 안 되었다. 그런데 알고 보니 고과 점수가 월급 인상과 직결된다는 것이었다. 점수를 낮게 주어야 종업원들 월급을 낮게 유지할 수 있다는 얘기다. '미'를 받은 파스칼은 시간당 10센트만을 더 벌게 되었다. 한 주에 30시간을 식당에서 일하므로, 봉급이 올라봤자 주당 3달러를 더 받는 것이었다. 빅맥 한 개 값이었다. 하지만 돈 때문에 화가 난 게 아니었다. 맥도날드 필 스트리트점이 종업원들을 무시한다는 사실이 문제였다.

그가 좋아했던 매니저 한 사람이 갑자기 그만뒀다. 후임으로 온 매니저는 고교생인 종업원들을 밤 열두 시까지 붙잡아 두었다. 시험 보기 전날조차 그랬다. 그런가 하면 승진 자격이 충분한 사람들이 승진을 못했다. 파스칼은 함께 일하는 사람들을 돕기 위해 뭔가 해야 한다고 생각했다.

['맥 노조'를 실험하다]

2000년 어느 여름날 파스칼은 친구인 맥심 크롬프와 함께 퇴근했다. 둘 다 필 스트리트점에서 일했고, 파스칼은 벌써 두 해째였다. 지하철을 타고 집으로 가면서 직장이 지닌 문제점을 이야기하던 중 맥심이 노동조합을 만드는 게 어떻겠냐고 제안했다. "그래, 해볼 만하겠는데." 파스칼이 호응했다.

　노동조합이란 노동자들이 더 나은 임금과 근로조건을 얻어내기 위해 결성한 단체를 말한다. 피고용인 개인이 경영자와 협상을 하려면 무력감을 느끼게 마련이다. 해고해버리면 그만인데 왜 말을 들어주겠는가. 그러나 노조를 만들어 힘 있고 단결된 집단으로서 말하면 성공 확률이 높아진다.

　미국에서 노동조합은 1800년대 초부터 결성되기 시작했다. 그러나 20세기 초까지는 그다지 큰 힘을 발휘하지 못했다. 노조는 노동자들이 부당한 대우를 당하지 않고 적절한 임금을 받도록 하는 데 주도적 역할을 했다. 노조가 활발해지기 전에는 아이들도 위험한 공장에서 일을 했다. 회사들은 노동자들에게 일주일에 6~7일 일을 시켰고, 여자와 소수민족을 차별했다. 의료보험 혜택이나 퇴직금 지급은 아주 드물었다. 노동조합의 배경을 이루는 기본개념은, 일반 노동자들이 존중을 받아야 할 뿐 아니라 그들이 열심히 일한 결과 회사가 올린 이익도 공정하게 분배 받아야 한다는 것이다.

　1960년에 미국 노동자 세 명 중 한 명은 노동조합 소속이었다. 오늘날은 여덟 명 중 한 명만이 노조원이다. 지난 몇십 년 사이에 노조는 힘을 크게 잃었다. 부패한 일부 간부들이 노동자들의 돈을 유용해 노조의 평판을 나쁘게 만들었다. 더 중요한 것은 많은 회사들이 노조를 싫어해서 노조를 없애기 위해 가능한 모든 일을 했다는 사실이다. 회사 경영진이 노조와 협상하려면 여러 가지를 양보해야 한다. 노조만 없으면 종업원들에게 얼마를 지불하고 그들을 어떻게 대우할지에 관해 엄청난 권력을

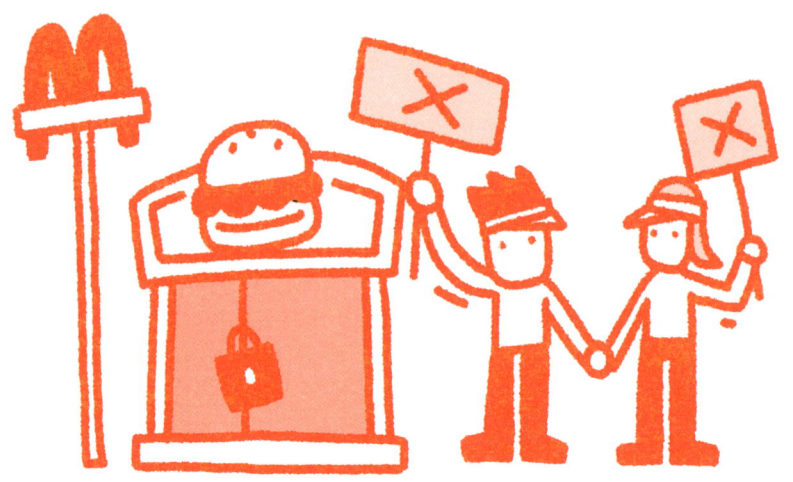

행사할 수 있는 것이다.

2000년 6월, 파스칼과 맥심은 캐나다 전국노동조합연맹(CNTU) 관계자와 은밀히 만났다. 두 사람은 자기들의 노조 결성 움직임을 회사가 알면 해고될까봐 걱정했다. CNTU 관계자는 패스트푸드 노동자를 규합하기가 매우 힘들 것이라고 경고했다. 크루는 대부분 어리고 가난하며, 어떤 매장에서도 오래 일하지 않기 때문이다. '모두 뭉쳐서 권익을 위해 용감히 싸우자'고 노조 조직자들이 설득할 때 불리한 조건들이다. 노조를 만들려면 사업장 종업원 절반으로부터 가입 서명을 받아야 했다. 쉬운 일이 아니었다. 그럼에도 불구하고 맥심과 파스칼은 추진하겠다고 말했다. CNTU 측은 감명받았고 도움을 약속했다.

다음 몇 주 동안 파스칼은 다른 동료들에게 근로조건과 급여에 관해 조용히 말을 붙였다. 그들 대부분은 업체 운영에 불만을 갖고 있는 것 같았다. 처음에 파스칼은 노조 얘기를 하지 않았다. 노조 결성이 지지를 얻을 수 있다는 확신이 들고 나서야 가입 신청서를 꺼내기 시작했다.

노동법에 따르면 근무시간 중에는 그 신청서에 서명을 받을 수 없었다. 그래서 두 사람은 일과 후 지하철 입구에 서서, 또는 맥심의 자동차 안에서 동료들을 기다렸고, 집을 방문하기도 했다. 그들에게서 서명을 받기는 어렵지 않았다. 며칠 만에 4분의 3가량이 조합 설립에 동의했다. 공동의 목표를 위해 노력한다는 데 사람들은 들떴다.

파스칼과 맥심은 서명을 다 받는 동안 매니저들이 아무 것도 모르고 있었다고 생각했다. 사실은 그렇지 않았다. 크루 중 한 명이 매니저에게 그들이 노조를 결성하고 있다는 걸 일렀다. 그 대가로 그는 진급을 했다.

파스칼과 맥심이 노조 설립에 필요한 서명들을 정부 당국에 제출한 지 이틀 뒤, 필 스트리트 맥도날드점은 갑자기 24명을 새로 채용했다. 단번에 많은 사람을 더함으로써 노조 설립을 막겠다는 게 식당 주인의 생각이었다. 사실 정원에 그만큼의 숫자가 더해지면 파스칼과 맥심은 과반수를 확보할 수가 없었다.

CNTU의 도움을 받아 파스칼과 맥심은 업주를 고발했다. 그리 많은 사람을 결정적인 순간에 채용한 것은 표의 공정한 계산을 막으려는 시도라고 주장한 것이다. 그들이 이겼다.

2000년 11월 필 스트리트 맥도날드점에 노조가 생겼다. 북미의 맥도날드 업소 중 유일한 노조였다. 업주는 곧바로 항소했다. 파스칼과 맥심은 식당 밖에서 집회를 열었다. 대중의 지지를 끌어내기 위해서였다.

어느 날 집회에서 파스칼은 말했다. "수십억 달러를 버는 회사가 그

부를 만들어주는 젊은이들에게 이익을 조금도 나눠주기 않겠다는 걸 이해할 수가 없습니다."

['맥잡'은 노조를 모른다]

그러나 맥도날드는 싸움을 포기하지 않았다. 종업원들이 내는 노조비가 그대로 파스칼의 통장에 들어간다는 소문이 나돌았다. 물론 사실이 아니었다. 회사는 노조에서 탈퇴하는 사람에게 식사를 무료로 주겠다고 약속했다. 노조를 비판하는 유인물이 뿌려졌다. 거기엔 파스칼의 주머니에서 돈이 비어져 나오고 떨어지는 만화도 있었다. 협조와 연대를 북돋우는 대신 회사는 젊은이들 사이를 이간하려 했다.

그러는 동안에도 법정에서의 싸움은 계속됐다. 퀘벡 주 노동위원회 위원장은 필 스트리트 맥도날드점 노조의 승소를 그대로 확정할지 2001년 5월까지 판정하겠다고 약속했다. 판정이 나기 한 달 전 업주는 폐업하겠다고 발표했다. 건물 임대료가 너무 올라서이지 노조와는 아무 상관이 없다고 그는 주장했다. 노동위원회에서는 노조를 승인했으나 필 스트리트 맥도날드는 몇 주 후 문을 닫았다.

캐나다에는 약 1,400개의 맥도날드 매장이 있으며 해마다 75개쯤이 새로 생긴다. 1990년대 초 이래 맥도날드 식당의 실패율로 보건대 캐나다의 맥도날드 업소가 망할 확률은 300분의 1에 불과하다. 그러니 종업원들이 노조를 결성한 시기에 갑자기 업소가 문을 닫게 된 것은 너무나 놀라운 우연의 일치다. 후에 어느 신문 사설에선 이렇게 썼다. "누가 '맥노조'를 만든다고? 그들이 '맥잡'을 유지하고 싶어하는 한 불가능한 일이다."

파스칼 맥더프는 그 뒤 몬트리올 대학에서 정치학을 전공했고 이제 저널리스트가 되고 싶어한다. 이 세상에서 일어나는 일들에 대해 진실을 알려주는 기사와 책을 쓰는 것이 희망이다. 그는 맥도날드에서 일하는 사람들을 돕기 위해 보낸 1년을 후회하지 않는다. 그와 동료들은 좋은 명분의 싸움을 훌륭하게 벌였다. 필 스트리트의 식당이 문을 닫은 뒤 그는 노조 일을 하지는 않았지만 맥도날드에서 먹기를 거부해 왔다.

"맥도날드는 저에게, 그리고 다른 사람들에게 피해를 주었습니다. 그런 곳에 한푼이라도 보태줄 수는 없지요."라고 파스칼은 말한다.

감자**튀김의** 비밀 ❹

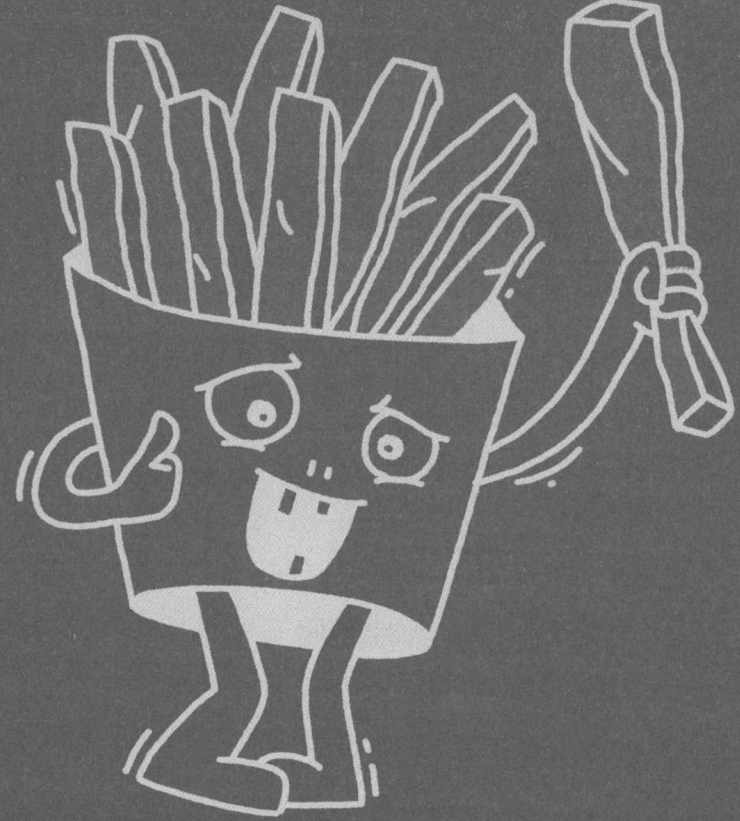

[얼렸다가 다시 튀겨라]

레이 크록은 감자튀김(프렌치프라이)을 좋아했다. "감자튀김은 나한테는 거의 신성한 것이었다. 그것을 만드는 일은 경건한 의식 같았다."라고 크록은 말했다. 맥도날드 형제의 원조 햄버거 가게가 성공한 것은 맛있는 버거 못지않게 질 좋은 감자튀김 덕분이기도 했다. 그들은 감자튀김을 바삭하고 맛있게 만드는 뛰어난 시스템을 개발했고, 이는 나중에 맥도날드 체인에 의해 더욱 개선됐다.

매일 아침 신선한 적갈색 버뱅크 감자를 씻어서 껍질을 벗기고 얇게 썰었다. 맥도날드에선 기름 온도를 섭씨 163도로 유지하는 특별한 튀김기를 사용했다.

매장 수가 늘어남에 따라 감자튀김의 질을 지키기가 어려워졌다. 중요성은 더 커졌는데도 말이다. 크록은 어느 곳에서든지 맥도날드의 감자튀김 맛이 똑같기를 바랐다. 신선한 감자의 껍질을 일일이 손으로 벗겨 만들면 한 곳이 다른 곳보다 맛이 더 좋을 위험이 있었다. 크록은 그것을 견딜 수 없었다.

1965년, 레이 크록은 아이다호 주의 감자왕인 J. R. 심플롯을 만났다. 심플롯은 맥도날드에서 쓸 아이디어를 하나 주었다. 냉동 감자튀김으로 바꾸라는 것이었다. 그의 제안에는 충분한 이유가 있었다. 심플롯의 회사는 미국 최대의 감자 생산업체였을 뿐 아니라 완벽한 냉동 감자튀김을 만들기 위해 오랫동안 노력해 왔다. 그는 미국인들이 더 많은 감자를 먹기를 바랐고, 냉동 감자튀김이 엄청난 인기를 끌기 바랐다.

토머스 제퍼슨이 프랑스 파리 사람들의 튀긴 감자요리 조리법을 미국에 소개한 게 1802년이었음에도 불구하고 감자튀김은 1920년대까지 그다지 알려지지 않았다. 미국인들은 전통적으로 감자를 삶거나 으깨거나 구워서 먹는다. 감자튀김은 유럽에서 그것을 많이 먹은 1차대전 참전용사들과 1930년대와 40년대 남부 캘리포니아에 문을 연 드라이브인 식당들을 통해 미국에 널리 소개되었다. 포크나 나이프가 없어도 됐고 운전대를 잡고도 쉽게 먹을 수 있어서 좋았지만, 껍질을 벗기고 썰고 튀기고 하는 조리 과정에 시간이 아주 많이 걸렸다. 냉동 감자튀김은 이 모든 문제를 해결할 열쇠였다.

처음에 심플롯은 바쁜 주부들이 냉동 감자튀김을 냉동실에 두고 쓰기를 바랐다. 1950년대에 그는 화학자들로 팀을 구성해 감자튀김의 맛과 바삭바삭함을 유지하면서 냉동하는 방법을 연구토록 했다. 미국인들은 갈수록 감자튀김을 더 많이 먹었고, 알이 크며 녹말 농도가 높은 적갈색 버뱅크 감자는 튀기기에 가장 이상적인 감자로 보였다. 심플롯은 방금 만든 감자튀김과 맛이 똑같으면서 값도 싼 냉동 감자튀김을 만들어내고 싶었다.

그가 고용한 화학자들은 다양한 방법으로 감자튀김을 얼리고 다시 가열해 보았다. 실패도 많았다. 예를 들어, 포테이토칩 튀김기에 넣어 보니 감자가 바닥으로 가라앉아 타버리고 말았다. 그러던 어느 날, 연구팀장이 심플롯의 사무실에 방금 재가열한 냉동 감자튀김을 가지고 왔다. 맛을 본 심플롯은 드디어 문제가 해결되었음을 깨닫고 말했다. "정말 대단하군."

심플롯은 최초로 냉동 감자튀김의 특허권을 따냈다. 그러나 판매는 시원찮았다. 미리 조리해 냉동한 감자튀김은 오븐에 넣어 다시 구워도 되었지만 뜨거운 기름에 넣었다 빼는 게 맛이 더 좋았다. 하지만 바쁜 주부들은 그럴 시간이 없을 때가 많았다. 심플롯은 주방에 튀김기를 갖추고 종일 그것을 작동할 종업원이 있으며 냉동 감자튀김의 엄청난 가능성을 볼 줄 아는 식당 주인을 찾아야 했다.

심플롯과 레이 크록의 만남은 잘 진행됐다. 냉동 감자튀김 아이디어가 크록의 마음에 들었다. 맛을 어디서든 똑같이 유지할 수 있다는 점과 주방 비용을 줄일 수 있다는 점에서 그랬다. 당시 맥도날드는 175개 업자로부터 감자를 사들였으며, 종업원들은 감자의 껍질을 벗기고 써는 데 많은 시간을 보냈다. 심플롯은 맥도날드용 냉동 감자튀김만 만들 새 공장을 짓겠다고 제안했다. 크록은 심플롯의 감자튀김을 써보겠다고는 했지만 장기적인 약속은 하지 않았다. 악수를 하고 계약이 성사됐다.

맥도날드는 1966년 심플롯의 냉동 감자튀김을 팔기 시작했다. 고객들은 이전과의 차이를 전혀 못 느꼈다. 생감자 대신 냉동된 감자를 사용함으로써 경비가 절감돼, 감자튀김은 메뉴 중 이문이 가장 큰 품목에 들게 됐다. 햄버거보다 훨씬 더 남았다.

심플롯은 금세 맥도날드 감자튀김의 주 공급자가 되었다. 당시 맥도날드는 미국에 725개의 매장을 갖고 있었다. 10년 내에 그 수는 3,000을 넘었다. 심플롯은 냉동 감자튀김을 다른 체인에도 팔아 패스트푸드 산업의 성장에 도움을 주었다.

감자튀김의 성공은 미국인의 식습관도 바꿨다. 미국인들은 유제품과 밀가루 다음으로 감자를 많이 먹었다. 1960년 평균적 미국인은 36.7kg의 신선한 감자와 1.8kg의 감자튀김을 먹었다. 이에 비해 오늘날은 22.2kg의 신선한 감자와 13.6kg의 감자튀김을 먹는다. 감자튀김의 90% 가까이가 패스트푸드 식당에서 팔린다. 심플롯이 냉동 감자튀김을 만들어내고 맥도날드가 그것을 널리 알리기 전엔 감자튀김은 특별한 음식이었다. 이제는 어른과 십대는 물론 아주 어린 아이들까지 항상 감자튀김을 먹는다. 최근 조사에 따르면 생후 12개월에서 36개월 사이의 미국 아기 다섯 명 중 하나는 매일 감자튀김을 먹는 것으로 나타났다.

[감자 억만장자, 감자 가난뱅이]

중학 2학년 때 학교를 그만둔 심플롯은 냉동 감자튀김 덕분에 이제 미국 최고 부자 중의 한 사람이다. 그는 미국인 중 땅을 가장 많이 갖고 있기도 하다.

"나는 평생 땅에 집착한 사람"이라고 심플롯은 웃으며 말한다. 회사가 현재 갖고 있는 농지가 34,000ha이며, 그 두 배를 넘는 목장이 개인 소유다. 아이다호의 주도(州都)인 보이지 시 도심의 상당 부분이 그의 땅이고, 시를 내려다보는 언덕에 거대한 저택이 있다. 집에 세운 30여 미터 높이의 깃대에선 거대한 미국기가 펄럭인다. 심플롯은 또 연방정부로부터 80만 ha 이상의 땅을 임대하고 있다. 오레곤 주 남부에 있는 그의 ZX 목장은 미국 최대의 소 방목장이다. 너비가 100km를 넘고, 길이는 260km이다. 그가 관할하는 땅을 다 합치면 델라웨어 주보다도 넓다.

감자농사를 하는 아이다호 주 농부들은 그처럼 잘나가지 못했다. 전에는 감자를 구입하는 작은 회사가 수백 개 있었기 때문에 농부들은 가장 좋은 값을 주는 구매자가 나타날 때까지 기다릴 수 있었다. 그러나 패스트 푸드 체인들(그리고 엄청난 양의 감자튀김이 똑같은 맛이어야 한다는 그들의 욕구) 때문에 소수 감자튀김 회사들의 힘이 막강해졌다. 작은 회사들은 망했거나 큰 회사들에 팔렸다. 오늘날 미국에선 냉동 감자튀김 시장의 80%를 세 회사가 장악하고 있다. 그 회사들이 제시하는 값이 농부들의 마음에 안 들어도 어쩔 도리가 없다.

　냉동 감자튀김을 이용하는 시스템은 패스트푸드 체인들에게 유익하다. 냉동품을 파운드(453.6g)당 30센트 가량에 사서 뜨거운 기름에 한 번 담그고는 고객에게 파운드당 6달러꼴로 판다. 구입가의 20배를 받는 것이다. 레이 크록이 감자튀김을 그토록 사랑할 만도 하다.

　감자를 심고 정성 들여 가꾸어 수확을 한 농부들은 그처럼 신나는 처지가 못 된다. 패스트푸드 식당에서 우리가 감자튀김을 큰 사이즈로 사고 1달러 50센트를 내면 그중 아마 2센트 정도가 농부들에게 돌아갈 터이다.

　지난 25년 동안 아이다호 주의 감자 농부 수는 반으로 줄었다. 가족 단위의 농사는 수백 수천 헥타르를 경작하는 기업형 농업에 자리를 내주었다. 이 같은 농업회사의 경영진은 멀리 떨어진 도시나 주에 사는 사람들일 수도 있다. 대를 이어 현지에 살아온 가족들을 먹여 살리던 땅은 이제 대기업의 자산 항목 중 하나일 따름이다. 단기간에 올릴 수 있는 최대 이윤 이외의 아무런 고려도 없이 사고 팔거나 쇼핑몰로 만들어버린다. 미국적 자유와 민주주의의 상징으로서 나라를 세우는 데 큰 몫을 했던 자영 독립농들이 급속히 사라지고 있다. 막강한 기업들이 그 자리를 차지해간다. 땅을 직접 소유하거나 땅을 가꾸는 농부들을 지배하면서 말이다.

[감자와 과학이 만나는 공장]

　미국에서 맥도날드가 파는 감자튀김의 대부분을 J. R. 심플롯 사가 공급하기는 하지만, 그보다 더 큰 감자튀김 회사가 둘 있다. 캐나다 기업으로서 1997년 미국 제2의 감자튀김 회사가 된 매케인, 그리고 세계 최대의 냉동 감자튀김 생산업체인 램 웨스턴이다.

　아이다호 주 아메리칸 폴스에 있는 램 웨스턴 공장은 맥도날드를 포함해서 여러 패스트푸드 체인에 제품을 공급한다. 냉동식품을 통해 더 나은 삶을 성취하기 위해 최신 과학기술을 사용하는 곳이니 월트 디즈니가 좋아했음직하다. 한 공장에서 얼마나 많은 감자튀김이 생산되는지 정말 믿을 수 없을 정도다. 매일 1,800t의 감자가 이곳에서 가공된다.

　램 웨스턴은 1950년 길버트 램이 창설했다. 그는 감자튀김 제조 기술의 핵심 부분을 창안한 사람이다. '램 워터건 나이프'는 고압 호스의 물로 감자를 쏘아 초당 35.7m 속도로 날카로운 철제 날의 격자를 통과하게 함으로써 감자를 완벽한 모양으로 잘라낸다. 그 아이디어가 떠오르자 램은 회사 주차장에서 소방 호스로 감자를 쏘아 워터건 나이프의 첫 테스트를 했다.

　램 웨스턴은 130가지 이상의 감자튀김을 생산하고 있다. 스테이크 하우스 프라이, 크리스컷 프라이, 하이프라이, 모어프라이, 테이터베이비, 테이터보이 컬리 QQQ 프라이 등이 다 이 회사 제품이다.

　그 많은 감자튀김을 만들기 위해 램 웨스턴 공장은 일곱 개의 거대한 창고에 감자를 보관한다. 각 창고는 높이 6m, 너비 30m로 미식축구장 거의 두 개 길이의 감자 더미를 저장할 수 있다. 창고는 서늘하고 어두우며 연중 섭씨 7.8도의 온도를 유지한다. 희미한 불빛 속에서 감자들은 마치 바닷가의 모래알 같다.

밖에서는 대형 화물트럭이 밭에서 막 수확한 감자를 싣고 들어온다. 회전 막대를 이용한 자동 선별 장치에 감자를 쏟으면 큰 것들은 공장 안으로 들어가고 작은 것과 돌멩이, 흙은 밑으로 떨어진다. 다음 단계는 물탱크다. 거기서 감자는 위로 뜨고, 따라 들어온 돌들은 가라앉는다. 물을 빠른 속도로 이리저리 움직이게 해 감자가 크기별로 다른 용기로 들어가게 만든 다음 시멘트 바닥 아래를 흐르는 1m 깊이의 물로 흘려보낸다. 공장 내부는 회색의 거대한 구조물로 불이 환하게 켜 있고 벽에 길게 붙은 커다란 파이프들, 작업용 철제 통로, 안전모를 쓴 공원, 요란한 소리를 내는 기계들로 가득하다. 작은 감자들이 까딱거리며 떠다니지 않는다면 제트 엔진이나 자동차를 만드는 곳이라고 생각할 수도 있을 것이다.

컨베이어 벨트가 깨끗하게 씻긴 감자를 다음 기계로 운반한다. 거기서는 우선 증기를 강하게 분사해 12초 동안 쐬이고는 껍질 밑의 수분이 끓도록 만듦으로써 껍질을 파열시켜 벗겨낸다. 그러고 나서 감자를 탱크에 보내 램 워터건 나이프에 쏜다. 감자가 구두끈 같은 조각으로 잘려 나온다.

4대의 비디오 카메라가 각기 다른 각도에서 튀김용 감자 조각에 흠집이 없는지 조사한다. 검은 점이 있는 게 발견되면 광학 분류기가 압축공기를 분사해 불량품을 생산라인에서 제거한다. 제거된 것은 별도의 컨베이어 벨트로 떨어져서, 검은 부분을 정교하게 깎아내는 자동 나이프가 달린 기계로 보내진다. 그러고는 다시 주 생산라인으로 돌아간다.

이제 마지막 공정이다. 감자 조각들을 뜨거운 물 스프레이로 익히고 더운 공기를 뿜어 말린 다음 11t의 끓는 기름에서 약간 바삭하게 튀긴다. 압축 암모니아 가스로 냉각된 공기가 순식간에 감자튀김을 얼리고, 컴퓨터 제어 분류기가 3kg 뭉치로 나눈 다음, 회전목마처럼 돌아가는 기계가 모두 같은 방향으로 정렬시킨다. 기계는 감자튀김을 갈색 봉지에 담아 밀봉한 뒤 종이상자에 담고, 상자를 나무판 위에 차곡차곡 쌓는다. 사람이 운전하는 지게차가 그것들을 냉동고로 운반해 저장한다.

냉동고 안에는 수천 톤의 감자튀김이 있는데 대부분 맥도날드로 보낼 것이다. 최고 3층건물 높이까지 쌓인 상자들이 30여 미터 뻗어 있다.

매일 화물열차 10여 량와 대형 트럭 20대 정도가 냉동고 앞에서 감자튀김을 싣고 아이다호 주 보이지, 애리조나 주 피닉스, 유타 주 솔트레이크 시티, 콜로라도 주 덴버, 그리고 이들 사이의 여러 도시들로 운송한다.

냉동고 근처에는 흰 가운을 입은 사람들이 밤낮으로 감자튀김을 분석하는 실험실이 있다. 당분과 녹말의 양, 색깔 등을 잰다. 감자는 시기에 따라 당분 함유량이 다르기 때문에 가을에는 감자튀김에 당분을 첨가하고 봄에는 당분을 빼낸다. 일 년 내내 똑같은 맛과 모양을 유지하는 것이 목표이기 때문이다. 패스트푸드 식당 주방에 설치된 것과 똑같은 튀김기에서 30분마다 새로운 감자튀김을 조리한다.

컴퓨터 스크린과 수치 표시장치, 번들거리는 철제 바닥, 암모니아 가스가 누출됐을 경우에 대비한 대피 계획……이 분주한 식품공장의 실험실에서 접시에 담긴 감자튀김은 생경해 보인다. 하지만 장소는 낯설지 몰라도 감자튀김은 맛있다. 아침에만 해도 땅속에 있던 감자로 만든 바삭바삭하고 노르스름한 감자튀김.

[맛과 향은 시험관에서]

맥도날드와 다른 패스트푸드 체인의 감자튀김은 같은 공장에서 만들어진다. 그러나 맥도날드 것의 맛은 뭔가 특별하다. 유명한 음식 비평가들을 포함해 거의 모든 사람이 맥도날드 감자튀김의 맛을 좋아한다. 그 특별한 맛은 맥도날드가 사들이는 감자의 종류나 가공하는 기술, 또는 식당의 튀김 설비에서 나오는 것이 아니다. 다른 체인들도 같은 대형 공장에서 사고, 같은 적갈색 버뱅크 감자를 사용하며, 주방에 설치한 튀김기도 대동소이하다.

맛은 튀김 기름이 좌우한다. 수십 년 동안 맥도날드는 콩기름 7%, 쇠기름 93%의 비율로 섞은 것을 써왔다. 이 조합이 그들의 감자튀김에 독특한 맛을 주지만, 이 때문에 햄버거보다 더 많은 포화지방이 그 감자튀김에 들어 있기도 하다.

쇠기름을 그토록 많이 써서 감자튀김이 건강에 나쁜 음식이 되었다고 의사와 영양사들이 주장하자 맥도날드는 1990년 쇠기름을 식물성 기름으로 바꿨다. 그 전환은 회사에 심각한 과제를 제기했다. 쇠기름에 튀기지 않으면서 어떻게 쇠고기 맛이 살짝 나도록 할 것인가.

맥도날드의 감자튀김을 만드는 데 들어가는 성분들을 들여다보면 그 문제가 어떻게 해결됐는지 알 수 있다. 성분표의 끝부분쯤에, 언뜻 문제없어 보이지만 어딘가 수상쩍은 문구가 있다. '천연향료'이다. 맥도날드의 감자와 튀김 기름은 모두 '천연향료'를 포함하고 있다. 그리고 그것은 쇠고기로 만들어진다. 이 사실은 감자튀김이 그렇게 맛있는 까닭뿐만 아니라 패스트푸드 음식 대부분, 아니 오늘날 미국인이 먹는 음식의 대부분이 내는 맛도 설명해준다.

냉장고나 냉동고, 주방의 찬장을 열고 식품 포장이나 겉면에 인쇄된 성분표를 한번 들여다보라. 거의 모든 성분표에 '천연향료' 또는 '인공향료'가 들어 있을 것이다. 이 두 종류 향료 간의 유사점이 그 차이점보다 훨씬 중요하다. 둘 다 가공식품 대부분의 맛을 내는 인공 첨가물인 것이다. 사람들은 어떤 식품을 처음 살 때 대체로 겉모양이나 포장을 보고 산다. 하지만 다음번에 또 사고 싶어한다면 그것은 맛 때문이다.

미국인들은 매년 식품에 1조 달러 이상을 지출하며, 그 90% 이상이 가공식품을 사는 데 쓰인다. 그러나 통조림이나 냉동, 탈수 등 가공 과정에서 쓰이는 기술들은 음식의 맛을 거의 다 파괴한다. 2차대전 이후 미국에서는 가공식품의 맛을 좋게 하는 거대한 산업이 생겨났다. 이 향료산업이 아니었다면 오늘날의 패스트푸드 산업은 존재할 수 없었을 것이다. 미국 유수의 패스트푸드 체인과 그들의 메뉴는 전 세계에 이름이 알려졌다. 그러나 패스트푸드 음식의 맛을 제조하는 회사들의 이름을 아는 사람은 많지 않다.

향료산업은 매우 비밀스럽다. 주요 회사들은 그들 향료의 화학적 구성이나 그것들을 사 가는 회사의 이름을 절대 알려주지 않는다. 이런 비밀들이 사랑받는 브랜드의 명성을 지켜주기 때문이다. 패스트푸드 체인들은 자기네 음식의 맛이 식당 주방에서 나온다고 고객들이 믿기를 바란다. 다른 회사의 멀리 떨어진 공장에서 나오는 것임을 알리고 싶어하지 않는다.

향료산업의 중심은 뉴저지 턴파이크(유료 고속도로) 4번 출구와 19번 출구 사이에 있다. 정유공장과 화학공장들이 곳곳에 들어선 이 지역에는 50개도 넘는 향료 제조업체들이 있다. 뉴저지 주에서는 미국에서 팔리는 향 첨가제의 3분의 2를 생산한다.

세계 최대의 향료회사 중 하나인 IFF(International Flavors & Fragrances)는 8A 출구 부근 데이튼 시내에 공장이 있다. IFF 공장을 방문하면 로알드 달의 동화『찰리와 초콜릿 공장』(조니 뎁이 나온 영화로도 만들어졌다) 속에 들어간 것 같다. 복도에는 향기로운 냄새가 떠돌고, 단정한 흰 가운을 입은 남녀가 즐겁게 일하며, 수백 개의 작은 유리병이 실험실 테이블과 선반에 놓여 있다.

그 유리병 안에는 강력하지만 쉽게 사라질 수 있는 화학물질들이 들어 있다. 작고 하얀 라벨에 적혀 있는 긴 이름은 낯선 외국어 같다. 연구자들은 화학물질들을 섞고 따르면서 마술 부리듯 새로운 것을 만들어내곤 한다.

IFF의 데이튼 공장에선 패스트푸드용만이 아니라 미국인이 매일 먹고 마시는 많은 식품의 향료도 만든다. 스낵 실험실은 포테이토칩, 콘칩, 빵, 크래커, 시리얼, 애완동물 먹이 등의 맛을, 제과 실험실은 아이스크림, 쿠키, 캔디, 치약, 구강청정제와 제산제 따위의 맛을 책임진다. 음료 실험실은 색색의 액체가 담긴 투명한 병들로 가득하다. 인기 있는 소프트드링크, 스포츠드링크, 병에 든 차, 와인 쿨러, 유기농 콩 음료, 천연 주스 음료와 맥아로 만든 술 같은 것의 맛을 만들어낸다.

IFF는 미국에서 잘 팔리는 고급 향수의 향기를 만드는 회사이기도 하다. 가정에서 사용하는 방향제, 식기용 세제, 목욕 비누, 샴푸, 가구 광택제, 마루 왁스의 향기도 만든다. 이 모든 향기는 똑같은 기본 과정 속에서 탄생한다. 서로 다른 화학물질을 섞어 특정한 냄새를 창조해내는 것이다. 우리가 쓰는 치약의 향기 뒤에 숨은 과학 원리는, 가열만 하면 한 끼 식사로 바로 먹을 수 있도록 냉동식품의 맛 뒤에 숨어 있는 원리와 같다는 애기다.

[평생 기억되게 만든다]

음식의 향은 맛을 결정하는 데 90%까지도 영향을 미칠 수 있다. 과학자들은 인류가 독성 물질을 피하기 위해 맛의 감각을 습득했다고 믿는다. 먹을 수 있는 풀은 일반적으로 단맛이 나고 독초는 쓴맛이다. 맛이란 우리가 좋은 음식과 나쁜 음식을 구별하는 데 도움을 주는 것으로 치부된다.

우리 혀의 맛봉오리는 열두어 가지의 기본적인 맛을 감지할 수 있다. 일반적인 맛은 단맛, 신맛, 쓴맛, 매운맛, 짠맛, 뜨거운 맛, 따뜻한 맛, 떫은 맛, 금속성의 맛, '우마미(旨味, 일본 연구가들이 밝혀낸 맛으로, 고기·조개·버섯감자·해초 같은 것으로 낸 감칠맛)' 등이 있다.

혀의 맛봉오리가 십여 가지 기본 맛을 감지하지만 우리의 코는 감각이 훨씬 앞선다. 코가 막히지 않았을 때 우리는 수천 가지 다른 화학적 냄새를 맡을 수 있다. 실제로 우리가 음식을 먹을 때 맛보는 향미는 주로 입속에 들어간 음식이 뿜어내는 가스들의 냄새다.

마시고 빨고 씹는 행위가 가스를 발생시킨다. 그것이 입에서 나와 콧구멍이나 입 안 뒤쪽의 통로를 통해 신경세포로 이루어진 후각상피(嗅覺上皮)라는 얇은 층으로 간다. 이것은 코의 안쪽 윗부분, 두 눈 사이에 있다. 뇌는 상피에서 온 복합적인 냄새 신호와 혀에서 온 단순한 맛 신호를 종합한다. 그에 근거해 입 속 음식의 향미가 어떤 건지를 판단하고 그 음식이 먹고 싶은 것인지 뱉어야 하는 것인지를 결정한다.

아기들은 단맛을 좋아하고 쓴맛을 거부한다. 이는 과학자들이 아기의 입에 각가지 맛이 나는 것들을 집어넣고 얼굴에 나타난 반응을 연구한 결과 알 수 있었다. 한 개인의 식습관은 대체로 삶의 첫 몇 해 동안에 형성된다.

"특정한 음식들을 즐겨 먹는 습관은 어린 시절에 배우는 것이다." 필라델피아에 있는 모넬 케미컬 센스 센터의 연구원 줄리 메넬라의 말이다. 주위 사람들이 무엇을 먹느냐에 따라 아이는 맵고 자극적인 음식을 좋아하게 될 수도 있고, 부드러운 건강식을 좋아하거나 패스트푸드를 즐기게 될 수도 있다는 말이다.

음식에 관한 취향은 태어나기 전에 이미 형성될 수 있다고 주장하는 연구 결과도 최근에 나왔다. 태아는 자궁 속에서 자라면서 양수를 종종 삼키게 되는데, 양수에는 엄마가 먹는 음식의 향미가 담겨 있기 쉽다는 것이다. 줄리 메넬라는 맛에 대한 취향에 관한 실험을 한 적이 있다. 임신 중이나 수유 중에 당근 주스를 마신 산모들을 연구했다.

당근 주스를 마신 엄마와 그러지 않은 엄마의 아기들을 비교했다. 모든 아기에게 물에 탄 시리얼과 당근 주스에 탄 시리얼을 주었다. 젖으로든 양수를 통해서든 엄마로부터 당근 주스의 맛을 배운 아기들은 다른 아기들보다 훨씬 더 당근 주스 시리얼을 좋아했다. 시리얼에 당근 주스를 넣어 먹는 걸 즐기려면 아주 어릴 때부터(싫다고 말로 표현할 수 있는 나이 이전에) 당근 주스를 먹었어야 할지 모른다.

또 다른 실험에서 메넬라는 역겨운 맛의 혼합물이 들어간 분유라도 아주 어릴 때부터 타 먹이기 시작하면 아기들이 좋아하게 될 수 있음을 증명했다. 단맛 나는 것에 길들여진 아기에게 맛이 나쁜 것을 주면 마치 썩은 음식이라도 입에 넣은 듯이 반응하기 일쑤다. 반면, 처음부터 맛이 없는 것을 먹어온 아기는 기꺼이 그것을 다 먹는다.

우리는 냄새 감각에 대해 아직 완전히 알지 못한다. 청각이나 시각과 달리 후각은 우리가 어떤 생각을 하고 있느냐에 지대한 영향을 받는다. 그에 따라 주위의 화학적 냄새를 대부분 걸러내면서 특정한 냄새에 집중

하고 다른 것은 무시하게 된다. 사람들은 나쁜 냄새에든 좋은 냄새에든 길이 들 수 있다. 한때는 끔찍했던 냄새가 아무렇지도 않아질 수 있다.

냄새와 기억은 어떤 식으로든 연결돼 있다. 오래 잊고 있던 순간이 냄새 때문에 되살아나기도 한다. 어릴 적 먹은 음식의 맛이 깊은 자국을 남기는 듯하고, 어른이 되어 그 맛으로 돌아가기도 하는데 그 이유를 항상 알지는 못한다.

그리운 옛 맛의 이런 '위안 식품'은 기쁨과 안도감의 원천이 된다. 바로 패스트푸드 체인들이 열심히 선전하는 바다. 어릴 때 먹었던 해피밀 세트의 행복한 기억이 오랜 세월이 지난 후에도 맥도날드를 먹고 싶게 만들 수 있다. 패스트푸드의 맛은 우연히 만들어진 게 아니다. 평생 동안 기억되도록 면밀하게 설계된 것이다.

[딸기 셰이크엔 딸기가 없다]

맛에 대한 갈망은 인류 역사에서 항상 중요한 힘이었다. 수천 년 동안 향료무역은 왕조가 세워지고 미개척의 땅이 열리며 거대한 종교들이 돌이킬 수 없이 변화하는 데 큰 역할을 했다. 1492년, 향신료를 찾아 인도로 항해를 떠난 크리스토퍼 콜럼버스는 인도 대신 아메리카를 발견했다. 오늘날 세계 시장에서 향료의 영향은 예전 못지않게 엄청나다. 소프트드링크 회사, 스낵 회사, 패스트푸드 체인 등 거대기업의 흥망은 흔히 그들 제품의 맛이 결정한다.

향료산업은 가공식품이 대규모로 생산되기 시작한 19세기 중반에 등장했다. 가공 과정에서 사라지는 향을 보충하기 위해 식품회사들은 향 첨가제가 필요했다. 곧 그들은 향수회사로 눈을 돌렸다. 방향유(芳香油)들을 사용해 기억에 오래 남는 냄새를 창조하는 데 오랜 경험이 있는 회사들이다. 영국, 프랑스, 네덜란드의 유명 향수회사들이 초기의 향 첨가제 대부분을 생산했다.

20세기 초, 독일의 막강한 화학업계가 향료 생산에 뛰어들었다. 일설에 따르면 독일 과학자가 실험실에서 화학약품을 섞다가 우연히 최초의 인공향료인 메틸에스테르를 발견했다고 한다. 갑자기 실험실이 달콤한 포도 향기로 가득 찬 것이다. 메틸에스테르는 나중에 쿨에이드 포도 주스의 주된 첨가제가 되었다.

2차대전 후 많은 향수회사들이 유럽에서 미국으로 옮겨 가서 유명 패션 디자이너들의 본거지인 뉴욕 시 근처에 자리 잡았다. 향료산업도 함께 옮겨 왔지만 큰 공장이 필요했기 때문에 나중에 뉴저지로 이동했다. 처음에 인공향료는 주로 빵·과자와 사탕류, 청량음료 등에나 쓰였다. 그러다 1950년대 중반 가공식품의 판매가 급격히 늘어나기 시작했다. 가스 분석기 등 기체를 아주 낮은 농도에서도 감지할 수 있는 첨단 장치가 발명되면서 생산 가능한 향료의 숫자도 늘어났다. 1960년대 중반 미국에서는 수천 가지 식품에 맛을 주는 온갖 향료가 생산되고 있었다.

오늘날의 최신 기계들은 식품에 어떤 화학물질 향이 들어 있는지 정확하게 밝혀낼 수 있다. 농도 1 ppb(1 ppm의 1,000분의 1, 즉 10억분의 1) 수준

의 향도 찾아낼 수 있다. 그러나 인간의 코는 이 모든 기계보다 훨씬 더 예민하다. 농도가 1조분의 몇, 예를 들어 0.0000000003% 정도만 돼도 감지하는 것이다.

어떤 향은 다른 것들보다 더 복잡하다. 예를 들어 커피향이나 익힌 고기의 냄새를 합성할 때는 무려 1천 가지의 화학물질에서 나오는 가스를 섞는다. 사람들이 식품에서 가장 중요하게 여기는 향은 너무나 양이 작아서 요리에서의 전통적 계량 단위인 그램이나 티스푼 따위로는 잴 수가 없다. 예를 들어 피망 냄새를 풍기는 화학물질은 농도가 0.02ppb(10억분의 0.02) 수준만 돼도 맡을 수 있다. 한 방울만 떨어뜨려도 수영장 다섯 배 양의 물에서 피망 냄새가 나게 할 수 있는 것이다.

가공식품의 라벨에는 그 제품에 무엇이 들어 있는지를 보여주는 성분표가 있다. 맨 꼭대기 항목이 가장 많이 들어간 성분이며, 맨 밑이 가장 적은 성분이다. 향 첨가제는 보통 마지막 또는 끝에서 두 번째에 표시된다. 따라서 가공식품의 맛에 들어가는 비용은 포장비보다도 적을 때가 많다. 소프트드링크는 대부분의 다른 제품보다 많은 향료를 포함하고 있는데, 355㎖짜리 콜라 캔에 들어가는 향료의 값은 약 0.5센트다.

미국 정부는 향료회사에 대해 첨가제에 들어가는 성분의 표시를 의무화하지 않았다. 그래서 회사들은 향료의 성분을 비밀로 할 수 있다. 또한 향료가 첨가된 식품 자체에 들어간 성분들보다 더 많은 종류의 성분이 향료에 포함되어 있다는 사실도 숨긴다. '인공 딸기향' 같은 어구만 보아서는 고도로 가공된 식품이 딸기 맛을 내게 만드는 과학적 요술에 관해 짐작조차 할 수 없게 마련이다.

예를 들어보자. 집에서 딸기 밀크셰이크를 만들려 할 때 필요한 재료는 얼음, 크림, 딸기, 설탕, 그리고 약간의 바닐라다. 이번엔 패스트푸드 딸기 밀크셰이크의 성분을 한번 보자. 유지방, 탈지유, 설탕, 유청, 콘 시럽, 구아 껌, 모노글리세라이드와 디글리세라이드, 셀룰로오스 껌, 인산나트륨, 카라기닌, 구연산, 적색 식품색소 40번 및 인공 딸기향이다.

그런데 마지막의 그 인공 딸기향에는 무엇이 들어 있을까. 다음의 '맛있는' 화학약품들이다. 아밀아세테이트, 아밀부틸레이트, 아밀발레레이트, 아네톨, 아니실포메이트, 벤질아세테이트, 벤질이소부티레이트, 부티릭산, 시나밀이소부티레이트, 시나밀발레라이트, 코냑 에센셜 오일, 다이아세틸, 디프로필케톤, 에틸뷰레이트, 에틸시나메이트, 에틸헵

타노에이트, 에틸헵틸레이트, 에틸락테이트, 에틸메틸페닐글리시데이트, 에틸니트레이트, 에틸프로피오네이트, 에틸발레라이트, 헬리트로핀, 하이드록시프레닐-2-부타논(알코올 10% 용액), 알파이오논, 이소부틸안트라닐레이트, 이소부틸부티레이트, 레몬 에센셜 오일, 말톨, 4-메틸아세토페논, 메틸안트라닐레이트, 메틸벤조에이트, 메틸시나메이트, 메틸헵틴카보네이트, 메틸나프틸케톤, 메틸살리실레이트, 민트 에센셜 오일, 네롤리 에센셜 오일, 네롤린, 네릴이소부티레이트, 오리스 버터, 페네틸알코올, 장미, 럼 에테르, 감마운데칼락톤, 바닐린, 용제.

[식품은 하얀 캔버스일 뿐]

향 첨가제는 보통 수십 가지 화학물질을 섞어 만들지만 그중 하나가 가장 진한 향기를 내는 경우가 많다. 그 냄새만으로도 해당 식품의 맛을 느끼게 된다. 예를 들어 에틸-2-메틸부티레이트라는 물질은 사과 냄새를 풍긴다.

오늘날 고도로 가공되는 식품은 그림 그리기 전의 하얀 캔버스와 같다. 어떤 화학물질을 첨가하면 바로 그것의 독특한 맛이 생긴다. 예를 들어 메틸-2-피리딜케톤을 첨가하면 팝콘 비슷한 맛이 난다. 에틸-3-하이드록시부타노에이트를 첨가하면 마시멜로 같은 맛이 난다. 가능성은 거의 무한하다. 이 책의 페이지들을 초콜릿 맛이 나게 만들 수도 있다. 적절한 화학물질만 첨가하면 가공식품은 그 어떤 맛도 낼 수 있다. 모양이나 영양가를 바꾸지 않은 채 심지어 방금 자른 풀 냄새(헥사날)나 사람 몸 냄새(3-메틸부탄산)가 나게 할 수도 있다.

인공향료는 1960년대와 70년대에 특히 인기가 높았다. 지난 20년간 식품회사들은 천연향료만을 사용하기 위해 많은 노력을 기울였다. 이런 향료는 순전히 천연의 재료로 만들어진다. 허브, 향신료, 과일, 채소, 쇠고기, 닭고기, 이스트, 나무껍질, 뿌리 등등. 소비자들은 라벨에 '천연향'이라고 써 있는 것을 좋아한다. 그게 건강에 더 좋으리라고 믿기 때문이다.

그러나 인공향료와 천연향료의 차이는 말처럼 간단하지가 않다. 두 가지가 다 같은 공장에서 생산된다. 둘 사이의 차이는 실제 성분이 무엇이냐보다 어떻게 만들어지느냐에 있다. 어떤 경우에는 천연향료와 인공향료가 똑같은 화학물질로 구성되고, 만드는 방법만 다른 경우도 있다. 예를 들어 아밀아세테이트는 바나나 향을 강하게 풍기는데, 바나나를 가지고 아밀아세테이트를 만들면 천연향료가 된다. 그러지 않고 식초에다 아밀알코올과 황산을 섞어 아밀아세테이트를 만들면 인공향료가 된다. 양쪽 다 똑같은 바나나 냄새다.

[맛은 아이들이 정한다]

　미국에서 소비되는 식품 대부분의 향을 만들어내는 소수의 과학자들을 조향사(flavorist)라고 부른다. 이 일을 하려면 생물학, 심리학, 생리학, 유기화학 등 광범한 분야의 연구 결과들을 끌어다 써야 한다. 조향사는 잘 훈련된 코와 시적 감수성을 지닌 화학자다.

　향료는 다양한 화학물질을 극소량씩 섞어서 만든다. 과학적 원리에 따르는 것이지만 상상력과 창의력도 상당히 필요하다. 어느 조향사는 자신의 일을 작곡에 비유한다. 잘 만들어진 향 첨가제는 언제나 적확한 '음표들'을 갖고 있다고 했다. 향을 섞을 때의 미세한 차이 때문에 음식 맛이 엄청나게 달라질 수 있다는 것이다. "약간의 냄새가 먼 길을 간다."라고 표현한 조향사도 있다.

　가공식품에 직절힌 맛을 주기 위해 조향사는 항상 '입 안의 감촉', 즉 음식을 먹을 때 느끼는 복합적인 질감을 고려해야 한다. 입 안의 감촉은 다양한 지방, 수지, 녹말을 사용함으로써 조절될 수 있다. 식품의 냄새를 만드는 화학물질은 알맞은 장치를 사용하면 쉽게 알아낼 수 있지만 입 안의 감촉은 측정하기가 훨씬 어렵다.

　감자튀김의 바삭바삭함을 어떻게 측정하는가. 텍스처 테크놀로지스 사에서 만든 유니버설 TA-XT2 텍스처 분석기는 25개의 탐침을 사용해 음식이 입 안에서 주는 촉감을 찾아낸다. 기계 입이라고 할 수 있다. 입 안에 적절한 감촉을 주는 모든 요소를 측정해낸다. 탄력성, 변형도, 파열점, 밀도, 바삭거림, 질김, 끈끈함, 덩어리감, 미끈거림, 부드러움, 습도, 즙의 양, 형태 복원성, 퍼지거나 들러붙는 정도 등등.

가공식품회사와 패스트푸드 체인에 아이들 상대 마케팅이 점점 더 중요해지자 조향사들은 아이들이 무엇을 좋아하는지 알아내기 위해 더 많은 노력을 했다. 향료회사들은 지속적으로 아이들을 동원한 '맛 테스트'를 한다.

할머니가 음식을 만들면서 한번 맛보라고 하는 그런 테스트가 아니다. 테스트는 사무실이나 공장에서 한다. 플라스틱 칸막이로 나뉜 작은 부스들에 아이들을 하나씩 앉힌다. 흰 가운을 입고 고무장갑을 낀 연구원들이 피자, 아이스크림, 포테이토칩 등 온갖 종류 식품의 샘플을 작은 나무문을 통해 밀어 넣어준다. 아이들은 샘플을 먹어보고 어느 것이 제일 맛있는지 연구원에게 말한다.

작은 부스에 앉아 있는 것을 불편해하는 아이들도 있다. IFF에서는 교실 비슷한 분위기의 방에서 테스트를 한다. 뉴저지 주 유니언 비치에 있는 IFF 공장에서 실시한 어느 테스트를 보자. 8살에서 12살 사이의 아이들 십여 명이 최신 컴퓨터 앞 회전의자에 앉아 있었다. 어떤 아이들은 너무 작아서 테이블 위로 머리가 잘 안 보일 정도였다. 몇몇은 불안하게 이리저리 몸을 움직였다.

IFF는 아이들에게 요구르트 맛을 보는 대가로 10달러씩 주기로 약속했다. 아이들은 그 돈으로 무엇을 할 건지 신나게 떠들었다. 연구원들은 자기 쪽에서는 투명하고 아이들에겐 거울로 보이는 유리 뒤에 숨어 있었다.

아이들은 컴퓨터에 자신의 '맛 감별자 ID 번호'를 입력하고 요구르트 샘플을 맛보았다. 컴퓨터가 아이들에게 요구르트의 모양 등 몇 가지에 대해 질문을 했다. 향이 너무 강한가? 너무 약한가? 적당한가? 한 가지 샘플이 끝나면 아이들은 물을 한 모금 마시고 크래커 한 조각을 먹은 다음 번호가 적힌 파란색 카드를 들어올렸다. 다른 샘플을 달라는 신호였다. 여자 두 명이 선명한 핑크색과 파란색의 요구르트가 든 플라스틱 컵을 들고 방 안을 분주하게 오갔다.

아이들은 질문에 답하고 요구르트 먹는 일을 재미있어했다. 그러나 이 테스트가 전국적으로 미칠 영향은 알지 못하는 듯했다. 아이들이 컴퓨터에 쳐 넣는 답이 IFF에서 어떤 향을 선택할지를 좌우할 수도 있다. 유니언 비치의 그 방에서 십여 명의 뉴저지 아이들은 머지않아 미국 전역의 아이들이 먹게 될 요구르트의 맛을 결정하는 일을 돕고 있었던 것이다.

지난 20년간 향료산업이 식품 생산에 미친 영향은 엄청났다. 이제 많은 아이들은 진짜보다 인공의 향과 맛을 더 좋아하게 됐다. 신선한 과일이나 야채는 쓴맛과 단맛이 섞인 복합적이고 예측할 수 없는 맛을 갖고 있기가 쉽다. 조향사들은 어른용 식품에 넣을 첨가제를 만들 때는 가능한 한 천연의 맛과 같게 만들려고 애쓴다. 반면, 아이들용 식품의 첨가제를 만들 때는 쓴맛은 없애버리고 단맛을 많이 넣는다. 아이들의 식품은 어른 것보다 두 배 이상 단 경우가 흔하다.

"아이들이 기대하는 딸기 맛은 완전히 다르다. 그들은 뭔가 강렬하고 버블껌 느낌 같은 게 있는 것을 원한다."라고 한 IFF 조향사는 말한다.

요즘 어린이 식품에서는 강렬하고 특이한 향의 사용이 대유행이다. 도기 맨이라는 버블껌은 핫도그 맛이 난다. 버블리셔스 트위스티드 토네이도 껌은 뭔지는 모르지만 어쨌든 토네이도 즉 회오리바람 맛(흙먼지는 빼고)을 낸다고 한다. 페페로니 피자 맛의 포테이토칩, 솜사탕 맛 아이스크림, 피냐 콜라다 밀크 드링크도 있다.

해리 포터 시리즈에서 영감을 받은 한 사탕 제조업체에서는 지렁이, 먼지, 토사물, 코딱지 따위의 맛을 넣었다는 젤리빈을 판다. 물론 그런 것들의 진짜 맛과 똑같지는 않다. 실제에서 그 맛들은 고약하다. IFF는 토사물 맛 그대로인 사탕을 만들 수 있지만, 그게 좋은 아이디어라고 생각지는 않는다.

"만드는 건 문제도 아니지요. 근데 그게 받아들여지겠어요?" 한 IFF 중역의 말이다.

[색깔이 곧 맛이다]

가공식품에 들어가는 색소 첨가제의 양은 향 첨가제보다도 적다. 뉴저지의 향료회사들 중 많은 곳에서 색소 첨가제도 만든다. 이 첨가제는 가공식품을 보기 좋게 만든다. 식품에 색소를 넣는 것은 여자들이 화장하는 것과 목적이 같다. 기본 성분도 같은 경우가 많다.

예를 들어 이산화티탄은 여러 용도로 쓰이는 광물이다. 사탕과 케이크 아이싱 따위를 밝은 흰색으로 만들어주며 화장품에도, 가정용 흰색 페인트에도 흔히 들어간다. 그러니까 이산화티탄은 케이크 만들 때도, 집에 페인트칠을 할 때도 쓰이는 것이다.

버거킹, 웬디스, 맥도날드에서 파는 청량음료와 샐러드 드레싱, 쿠키, 닭요리, 심지어 샌드위치용 빵에도 색소 첨가제가 들어간다.

가장 널리 쓰이는 색소 첨가제 중 하나는 엉뚱한 것에서 나온다. 코치닐 추출 색소(카르민산으로도 알려져 있다)는 페루와 카나리아제도에서 주로 잡히는 작은 곤충인 연지벌레의 시체에서 뽑아낸다. 연지벌레 암컷은 선인장 잎을 즐겨 먹어 선인장의 색소가 몸과 알에 쌓인다. 이 벌레를 모아 말린 다음 갈아서 색소 첨가제로 쓴다. 카르민산 1파운드를 만드는 데는 7만 마리가 필요하다. 카르민산은 가공식품을 핑크색, 빨간색 또는 보라색으로 만들 때 쓴다. 다농 딸기 요구르트의 색도 카르민산에서 나오고 대부분의 사탕, 냉동 프루트 바, 핑크 빛 자몽 주스도 마찬가지다.

연구에 따르면 식품의 색깔이 맛에 대한 사람들의 생각에 영향을 미친다고 한다. 맛이 똑같을 때도 선명한 색의 음식이 밋밋한 색의 음식보다 맛있게 느껴진다. 아이들 식품에 사용되는 색소 첨가제는 나날이 대담해졌다. IFF에 따르면 아이들은 이제 황당한 색깔에 끌리고 입속에서 색깔이 바뀌는 것에 끌린다고 한다.

이젠 딸기 맛 식품이 핑크 빛일 필요가 없고 포도 맛 식품이 보라색일 필요도 없다. 맛의 종류와 상관없이 선명한 푸른색이나 초록색도 인기가 높다. 색깔이 이상한 식품(보라색 감자튀김이나 보라색 케첩 같은)이나 입속에서 이상한 일을 하는 식품(혀를 파랗게 만드는 식)들은 여자 아이들보다 남자 아이들에게 더 잘 먹힌다.

그러나 자연스럽지 않은 색의 유행은 독극물 중독 사고를 낳기도 한다. 어떤 세제나 창문 세척액은 게토레이 같은 음료와 똑같은 밝은 파랑색이어서, 어린아이들이 맛있으리라 믿고 들이켜기도 하는 것이다.

수천 년 동안 사람들은 음식의 안전도를 색깔로 판단해왔다. 위험한 식품, 상한 식품은 대개 겉보기부터 이상했다. 육류의 색이 초록색이나 푸른색으로 변하면 누구라도 먹으려 들지 않을 터이다. 그런데 식품에 요란한 색소를 넣는 현상이 널리 퍼지면서 그게 상했는지 아닌지를 판단하기가 점점 더 어렵게 됐다. 아무도 마시지 않도록 일부러 부자연스러운 색을 넣은 독성 액체가 요즘 어린애들에게는 자기가 좋아하는 음료를 연상시킨다.

미국 정부는 가공식품에 널리 쓰이는 색소 및 향 첨가제들이 안전하다고 주장하지만 꼭 그렇지만은 않을 수 있다. 카르민산은 어떤 사람들에게는 알레르기 반응을 일으킨다. 노란색을 내는 타르트라진은 과민성 행동, 두통, 발열을 일으킬 수 있고, 어떤 아이들에게는 천식 위험을 증가시키기도 한다. 노르웨이, 핀란드, 오스트리아에서는 사용이 금지됐는데 미국과 영국의 식품회사들은 아직도 쓰고 있다. 영국과 미국의 청량음료, 사탕, 껌, 젤로에서도 타르트라진이 발견된다.

이처럼 다양한 화학물질이 들어간 가공식품을 먹는 것은 어린아이들에게 해로울 수 있다고 많은 과학자들이 걱정한다. 2004년 영국 사우샘프턴 대학에서는 3살에서 4살까지의 아이 277명의 행동을 관찰하는 연구를 했다. 몇 주에 걸쳐 연구원들은 아이들에게 과일 주스를 주거나, 맛은 똑같지만 인공 색소와 향을 쓴 음료를 주었다. 아이 자신은 어느 쪽을 마시는지 몰랐다. 과일 주스를 마셨을 때보다 첨가제가 들어간 음료를 마셨을 때 아이들은 훨씬 과민하게 행동했다.

널리 쓰이는 화학 첨가제들 하나하나는 먹어도 괜찮을지 모른다. 그러나 수많은 첨가제가 혼합되어 있는 음식을 끼니마다 먹을 경우의 안전성은 알려지지 않았다.

"우리를 당장 죽게 만들지는 않기 때문에 안전하다고 가정할 뿐이다." 영국 리버풀 대학의 독극물 전문가인 비비안 하워드 박사의 말이다. "하지만 그렇지 않다. 내 생각에는 아이들이 그런 것을 먹지 않도록 하는 게 바람직하다."

[인도인들의 분노]

향 첨가제가 설사 완벽하게 안전하다 하더라도 어떤 사람들은 먹고 싶지 않을 수 있다. 2001년에 히테시 샤라는 사람이 맥도날드 사에 문의하기를, 감자튀김에 진짜로 쇠고기가 들어 있느냐고 했다. 샤는 로스앤젤레스에 사는 소프트웨어 디자이너로 맥도날드의 단골이자 채식주의자이며 독실한 자이나교 신자였다. 자이나교는 육식을 금할 뿐 아니라 동물성 재료로 만든 옷도 못 입게 한다. 자이나교 수도승과 수녀들은 곤충이 우연하게 입으로 들어가지 않도록 천으로 입을 가리고 다닌다.

오랫동안 맥도날드는 그들의 감자튀김이 순수한 식물성 기름으로 조리됐기 때문에 채식주의자들이 먹어도 된다고 말해왔다. 그런데 샤는 감자튀김에 쇠고기가 들어 있다는 말을 어디선가 듣고는 문의를 한 것이다. 맥도날드로부터 '극소량의' 쇠고기가 '맛을 좋게 하기 위해' 사용됐음을 인정하는 이메일을 받은 샤는 무척 화가 났다. 맥도날드에서 감자튀김을 먹을 때마다 자이나교의 기본 교리를 어긴 것 아닌가.

샤는 맥도날드의 이메일을 캘리포니아에서 발행되는 주간지 「인디아 웨스트」의 비지 순다라마 기자에게 보냈다. 이 신문에는 힌두교도 독자가 많다. 그들은 자이나교도와 달리 고기를 먹어도 되지만 쇠고기만은 절대로 안 된다. 힌두교에서는 소가 신성한 동물이라고 가르치며, 인도의 법은 소의 도살을 금하고 있다.

순다라마는 맥도날드의 쇠고기 향 사용에 대해 취재한 후 "쇠고기는 어디 있나? 당신이 먹는 감자튀김에 있다"라는 기사를 썼다. 시애틀의 변호사인 하리시 바르티는 이 기사를 읽고 화가 나서 맥도날드가 사람들을 속였다며 고소했다. "힌두교도가 쇠고기를 먹는 것은 자기 어머니를 먹는 일이나 마찬가지"라고 바르티는 후일 설명했다.

이 고소 사건이 인도에 알려지자 5백 명의 힌두교도가 뭄바이 교외의 맥도날드 식당에 몰려가 가게를 부숴버렸다. 뭄바이 시내의 맥도날드 매장에서는 사람들이 로날드 맥도날드 상에다가 쇠똥을 발랐다. 뉴델리의 맥도날드 인도 본부 앞에서도 시위가 벌어졌다. 힌두교도들의 분노는 정당해 보였다. 인도에서 파는 감자튀김에 쇠고기를 넣은 것은 자기네 종

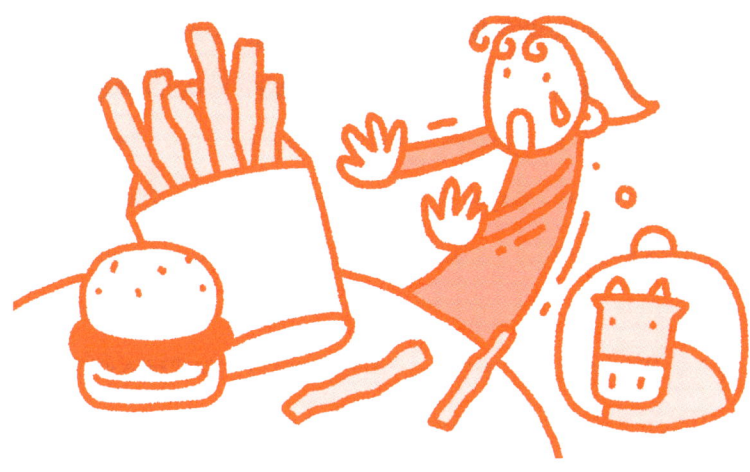

교에 대한 모독이라고 그들은 생각했다. 인도의 맥도날드도 미국에서와 같은 방법으로 감자튀김을 만들 것이라고 짐작한 것이다. 무리가 없어 보이는 가정이었다.

"세계 어느 곳의 맥도날드에 가도 우리의 유명한 감자튀김과 빅맥은 맛이 똑같습니다." 어느 맥도날드 웹사이트의 선언이다. 하지만 항상 그런 건 아니었다. 맥도날드는 인도에서는 쇠고기 향을 넣지 않았다. 힌두교도가 많은 영국에서도 감자튀김에 쇠고기를 쓰지 않았다.

사람들에게 알리지 않고 맥도날드는 조용히 나라마다 다른 감자튀김 조리법을 사용하고 있었다. 인도와 영국에서는 쇠고기를 전혀 쓰지 않았으며, 미국에서는 쇠고기 향을 넣었다. 캐나다, 일본, 멕시코, 호주에서는 여전히 옛날 방식, 즉 쇠고기 기름에 튀기는 방식을 썼다.

맥도날드는 미국의 채식주의자들에게 사과하고 하리시 바르티의 고소를 합의로 종결지었다. 합의 조건에 따라 힌두교 단체와 채식주의자 단체에 1천만 달러를 기부했다. 이 사과 이후 다른 식당 체인들도 감자튀김 맛을 좋게 하기 위해 동물성 재료를 사용했다는 사실을 인정하지 않을 수 없었다.

데니스와 처치스 치킨의 감자튀김도 쇠고기 향을 냈다. 버거킹의 감자튀김은 닭고기 맛을 넣었다. 닭고기 맛이 나는 감자튀김이라 하면 좀 역해 보일지 모르지만, 프랑스에서 만드는 어떤 감자튀김들보다는 낫다. 감자튀김을 발명한 나라인 프랑스의 식당에서는 감자튀김을 말기름에 튀기기도 한다. 보나페티('많이 드시라'는 프랑스어)!

청량음료 이제 그만 ⑤

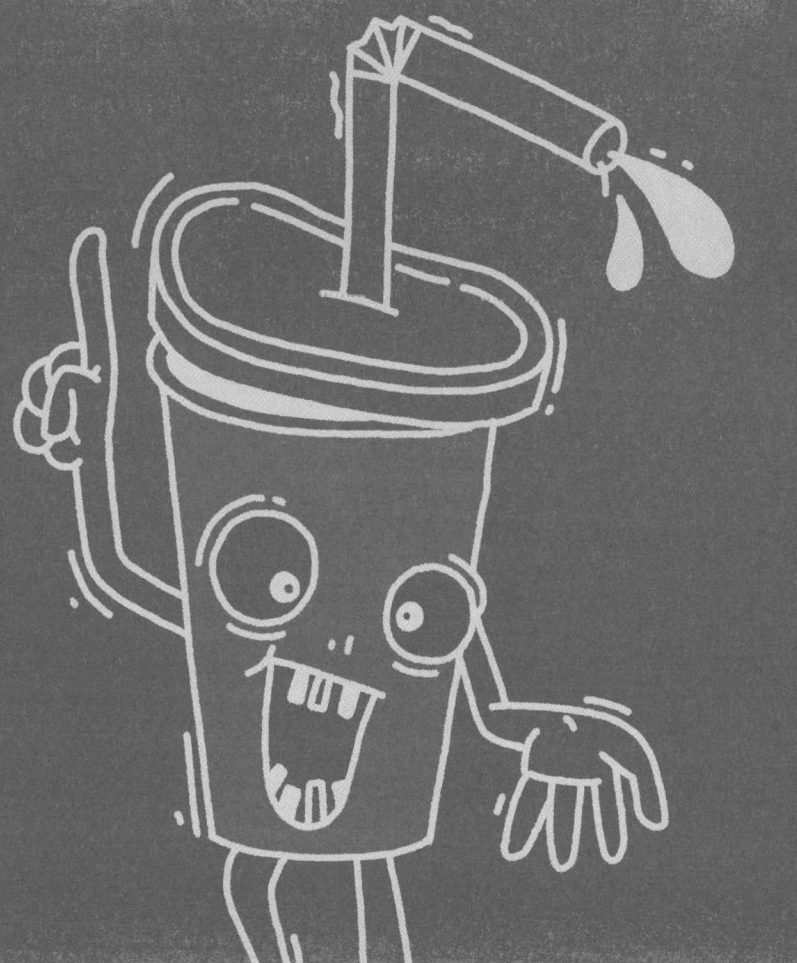

【 진보란 TV와 냉동식품이다 】

알래스카 주 카시글룩에 있는 학교까지 햄버거와 감자튀김, 콜라를 나르는 일은 매우 힘들다. 가장 가까운 간선도로도 600km나 떨어져 있다. 카시글룩에는 소가 한 마리도 없다. 감자도 마찬가지다. 이 마을은 베링해 부근의 존슨 강을 끼고 있다.

여름철이면 풀숲이 지평선까지 벋는다. 바람이 불면 키 큰 풀들이 평화롭게 버스럭거리는 소리를 낸다. 540명쯤의 주민이 카시글룩에 살고 있다. 겨울철에 강이 꽁꽁 얼어붙으면 스노모빌을 타고 다니기도 한다. 그리고 온몸을 가리고 덮는다. 너무도 북쪽에 있어 어떤 날은 해가 세 시간 밖에 안 뜨고 기온은 영하 45도까지도 내려간다.

카시글룩의 주민은 유픽족인데 에스키모 중에서도 현대세계에 가장 늦게 진입했다. 여러 세대 동안 유픽족은 근처의 땅과 강에서 먹을 것을 구하고 가족끼리 즐기며 살아왔다. 약 50년 전까지만 해도 그들은 먹을 것을 오로지 사냥, 낚시, 야생 과일과 채소로 해결했다. 아이들은 어릴 때부터 딸기를 따고 작은 새를 잡고 쥐덫을 놓는 법, 그리고 눈 녹은 물을 길어 오는 일 등을 배웠다. 여름 동안 잡은 물고기는 긴 겨울을 위해 말려서 저장했다.

힘든 삶이었다. 그러나 유픽 문화엔 계절, 풍경, 그리고 무엇보다도 사냥과 채집의 의식과 관련된 심원한 아름다움이 있었다.

유픽들은 겨울의 가장 어두운 때를 가리키는 이름을 갖고 있다. 태양이 거의 뜨지 않는 이 시기를 '카우야르빅'이라 부른다. '북 치는 때'라는 뜻이다. 한 해 중 가장 추운 때가 마을 축제, 음악과 춤으로 채워졌다. 사람들은 노래와 시를 짓고 가면을 만들어 함께 즐겼다. 그들은 모든 인간의 영혼은 서로 연결되어 있으며, 심지어 동물의 영혼과도 이어진다고 믿었다. 그들이 잡은 바다표범도 명예롭게 행동한 사냥꾼에게 스스로를 선물로 바친 것이라고 생각했다.

1959년, 알래스카는 미국의 49번째 주가 되었다. 카시글룩에서 남동쪽으로 40km 떨어진 마을인 베델에 정착하는 외지인 수가 크게 늘었다. 같은 해 베델에 새 공항이 생겨 멀리 떨어진 도시로부터 식품 등 필요한 것을 가져오기가 쉬워졌다.

카시글룩이 미국의 일부가 되었기 때문에 유픽 아이들도 1년에 9개월은 학교에 가서 낮 시간의 대부분을 교실에 앉아 있어야 했다. 식구들과 함께 먹을 것을 채집하러 다니는 대신 아이들은 미국 정부의 인디언보호국에서 운영하는 기숙학교에 보내졌다. 에스키모 교사는 거의 없었고, 수업은 전부 영어로만 진행되었다. 학교에서 유픽 말을 하는 아이는 비누로 입을 씻게 만들었다.

유픽 어른들은 자녀에게 "언제나 준비가 되어 있어야 한다."라고 일러 왔다. 특히 예상 밖의 일에 대해서 말이다. 그러나 마을의 생활이 그토록 빨리 바뀌는 데 젊은이들이 대비할 길은 없었다. 바깥세상에서 새로 들어온 사람들과 풍습, 법률들은 많은 편리함을 가져왔다. 동시에 그것은 유픽 문화의 핵심, 즉 음식을 둘러싼 독특한 의식과 외경심을 위협했다.

오늘날 카시글룩 대부분의 가정이 케이블 TV를 본다. 그들에게는 TV를 볼 시간이 아주 많다. 성인의 절반은 직업이 없다. 부근에서 대규모 어로사업들이 벌어지면서 유픽들이 존슨 강에서 고기를 잡기가 더 힘들어졌다. 딸기를 따고 토끼 덫을 놓는 대신 마을 아이들은 니켈로디언 채널이나 MTV, 시트콤 「프렌즈」의 재방송을 본다. 버거킹과 맥도날드 광고도 본다. 대부분이 한 번도 진짜 패스트푸드 식당을 본 적이 없지만.

TV 쇼와 광고는 모두 똑같은 메시지를 전달하는 듯하다. 행복하고 예쁘고 인기 있고 멋있어 보이기 위해서는 이런 차림이어야 한다, 이런 것을 사야 한다, 이런 생각을 해야 한다고 설교하고 있다. 마을 어른들은 아직도 유픽 말을 쓰고 아이들이 유픽의 전통을 존중하기를 바라지만, TV에 나오는 이미지들은 모든 곳의 모든 사람에게 똑같은 아메리칸 드림을 약속하고 있다.

현재 카시글룩엔 유픽족을 위한 자체의 학교가 있다. 아쿨라 엘리트 나우르빅 학교인데 유치원부터 고등학교까지 학생 100명이 다닌다. 수업은 영어로 하며, 구내식당에서 주는 음식도 햄버거와 감자튀김, 마카로니와 치즈 등 미국의 다른 곳, 이를테면 아이오와 주 디모인에서 보는 것과 별 차이가 없다. 대부분의 음식은 연방정부의 농업부에서 기부했거나 할인가로 파는 것들이다.

방과 후 행사 때는 청량음료를 판다. 이 학교에는 1년 동안 먹을 양의 가공식품을 저장할 수 있는 자체 창고가 있다. 한 달에 한 번 전통음식의 날이란 것이 있었는데 그날은 학생들에게 사슴고기 같은 고유의 요리를 주었다. 최근 이 전통음식의 날이 폐지되어 이제 아이들은 수천 킬로

미터 떨어진 곳에서 생산된 음식밖에 먹지 않는다. 햄버거와 감자튀김과 콜라가 어떻게 카시글룩의 학교까지 오느냐고? 다른 모든 것과 마찬가지로 화물 비행기로 수송된다.

1년에 서너 번, 1t 가량의 냉동식품을 실은 비행기가 카시글룩으로 향한다. 비행기는 야생동물 보호지역인 쿠스코큄 강과 존슨 강 위를 날아간다. 흰머리기러기 같은 희귀 조류와 사향소 같은 희귀 동물들이 사는 곳이다. 끝이 없어 보이는 황량한 극지 위로 비행하는데, 그 풍경은 너무나 원초적이고 순수해서 함께 여행하는 냉동 햄버거 고기나 냉동 피자 따위를 잠시나마 잊어버리게 만든다.

[맥도날드, 학교 가다]

미국 전역의 학교 식당 메뉴는 패스트푸드 식당의 메뉴와 비슷해졌다. 같은 종류의 음식을 내놓고 있을 뿐 아니라, 패스트푸드 체인이 직접 음식을 파는 곳이 점점 늘어간다.

오랫동안 레이 크록은 학교 근처에 맥도날드의 새 매장을 열곤 했는데, 학교 안에까지 들어간 것은 1976년 12월이었다. 아칸소 주 벤튼의 한 고등학교였다. 개업 기념으로 학교 식당 벽에 로날드 맥도날드의 거대한 초상이 내걸렸다. 학생들은 좋아서 어쩔 줄 몰랐다.

맥도날드 측은 학교 식당에서 개점한 것을 하나의 실험으로 보았다.

"다른 업체들이 우리를 따라올지는 모르겠다. 흥미로운 일로서 귀추가 주목된다."라고 대변인은 말했다.

30년 후, 1만 9,000개 공립학교—공립학교 다섯 중 하나—가 식당에서 패스트푸드를 팔고 있다. 피자헛, 맥도날드와 서브웨이는 초등학교에서도 판다. 패스트푸드 체인들은 학교를 돈벌이하는 또 하나의 장소로만 생각한다. 학생들의 건강을 걱정해야 마땅한 학교 관계자가 왜 이런 회사들을 식당에 들여놓을까. 그 답 역시 돈과 관계 있다.

지역사회가 교육에 관한 지출을 줄이자 학교들은 교사, 교실, 책상, 컴퓨터, 체육 프로그램, 교과서, 그리고 식당 종업원에 들어가는 돈을 마련하느라 고전해왔다. 학생들이 좋아하는 음식을 파는 것이 부모들에게 세금을 더 내라고 설득하는 것보다 쉬운 방법으로 보였다. 패스트푸드를 교내에 들여오기로 한 결정을 자랑스러워하는 학교 관계자도 여럿이었다. "아이들이 몰려가서 노는 패스트푸드 매장들처럼 되는 게 우리의 바람이다. 학교 점심이 근사하며, 학교가 시대와 함께 간다고 아이들이 생각하기를 바란다." 콜로라도의 한 학교 관계자가 「덴버 포스트」 지에 한 말이다.

특정 패스트푸드 체인의 독점을 허용하는 학교들도 있다. 한 예로, 캘리포니아 주 샌로렌조의 아로요 고등학교에는 버거킹만 들어오도록 학구 당국이 계약을 맺었다. 이 학교 식당에서 일하는 학생들은 빨간색 버거킹 유니폼과 모자를 착용하고 와퍼(버거킹의 대형 햄버거)를 판다. 쓰레기통에까지 버거킹 로고가 붙어 있다.

"건강에 좋지는 않다고 생각해요. 그렇지만 맛있으니까 먹죠." 중3 학생이 한 말이다. 요일별로 다른 패스트푸드 체인이 들어오도록 계약한 학교도 있다. 화요일엔 서브웨이, 수요일엔 맥도날드 하는 식이다.

패스트푸드와 정크 푸드에 익숙해진 나머지, 그걸 못 먹게 되면 화를 내는 아이들도 있다. 몇 년 전 로드아일랜드에 있는 학교에서는 점심 메뉴에서 감자튀김을 빼자 학생들이 식당 이용을 거부했다. 일주일 후 감자튀김은 되돌아왔다. 2004년 텍사스 스타 카운티의 교육 당국이 학교 식단에서 당분이 많은 시리얼과 쿠키를 빼고 다른 음식에서도 지방과 당분을 줄였더니 한 무리의 학생이 항의를 했다. 피켓에는 이렇게 적혀 있었다.

"다이어트는 이제 그만." "우리는 근사한 것을 먹고 싶다—피자, 나초, 버리토(얇은 호밀피에 밥과 고기, 야채 등을 싸서 먹는 음식. 한국의 식당에서는 스페인어식으로 '부리토'라고도 한다), 치즈 프라이."

스타 카운티의 초등학생 중 남자의 절반, 여자는 3분의 1이 과체중이다.

[끼니 걱정에서 체중 고민으로]

100년 전, 최초의 학교 점심 급식 프로그램은 돈을 벌 목적으로 만들어진 게 아니었다. 미국 아이들이 제대로 먹지 못하는 때가 많아서 시작된 것이었다. 1906년 존 스파고는 『아이들의 절규』라는 저서에서 미국

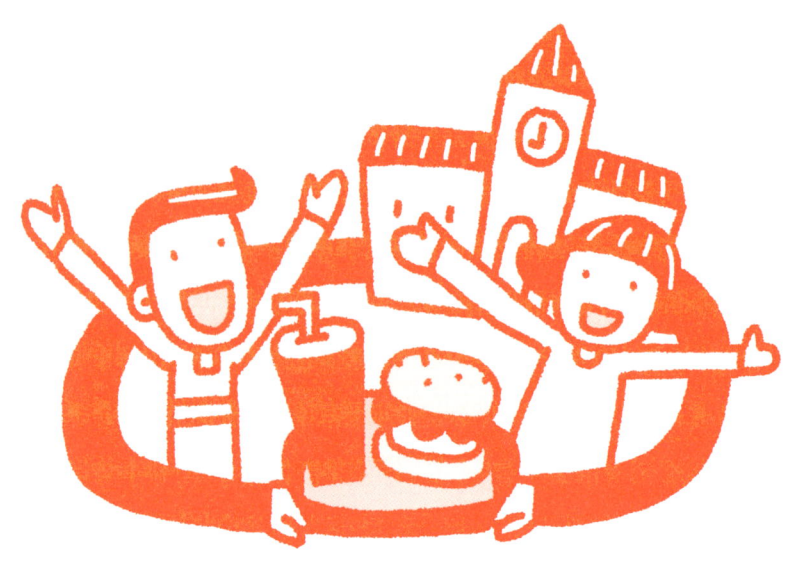

의 학생 중 200만 명이 너무 가난해서 자주 밥을 굶는다는 사실을 폭로했다. 대부분의 학교는 급식을 하지 않았고, 학생들은 집에 가서 점심을 먹고 오거나 굶었다. 학교에 식당이 있는 경우에도 자원봉사자들이 기증받은 약간의 음식을 가지고 운영하는 정도였다.

스파고는 배가 고픈 아이들은 수업에 관심을 가지기가 어려우므로, 그들을 먹이는 비용을 안 들이면서 교육에 돈을 쓴다는 것은 '완전한 낭비'라고 주장했다. 몇 년 후 최초의 정부 주관 학교 급식 프로그램이 뉴욕 시에서 시작됐다. 윌리엄 H. 맥스웰 박사가 시 교육위원회를 설득해 "학생들이 간소하지만 제대로 된 음식을 원가에 먹을 수 있도록" 모든 학교에서 급식을 실시하도록 했다.

1930년대에 프랭클린 D. 루즈벨트 대통령은 연방정부가 가난한 아이들의 급식을 보조해야 한다고 결정했다. 그는 농부들로부터 식품을 사서 학교에 보내라고 농업부에 지시했다. 새 프로그램은 대공황 시기의 농부들에게 경제적인 도움을 주는 동시에 가난한 아이들의 필요에도 부응했다. 정부는 학교 식당에서 일할 사람들도 고용했다.

1946년에 정부는 급식 프로그램으로 670만 명의 아이들에게 점심을 제공하고 있었다. 그해에 의회는 전국학교급식법을 통과시켜 프로그램을 확대하면서 "미국 아동들의 건강과 복리를 보호하는 것"이 목표라고 선언했다.

그러나 세월이 흐르자 아이들의 필요는 아이들에게 뭔가를 팔고자 하는 회사들의 필요보다 덜 중요해졌다. 음료회사, 제과회사, 패스트푸드 회사들이 학교 당국자들에게 자기네 제품을 학교 안에 들여올 수 있는지 물었다. 연방정부는 정크 푸드와 청량음료를 파는 것이 학교급식법의 정신에 위배되는 것은 아닌지 걱정했다. 1977년 농업부는 '영양가가 아주 낮은 음식'을 학교에서 파는 것을 금지했다. 그 조치에 불만을 품은 전국소프트드링크협회와 식품회사들이 농업부를 상대로 소송을 제기했다.

처음에는 회사들이 패소했다. 그들은 포기하지 않았고, 1983년 연방 판사는 약간의 제한을 둔다면 학교에서 청량음료와 정크 푸드를 팔 수 있다고 판결했다.

오늘날 초등학교의 43%, 중학교의 74%, 고등학교의 98%에 청량음료와 사탕·초콜릿의 자판기가 설치돼 있고 설탕과 지방, 소금이 과다하게 든 식품을 파는 스낵바나 가게가 있다. 대부분의 학교들이 음료와 정크 푸드를 판 돈으로 학교 스포츠 팀의 유니폼이나 관악대의 여행비

등 각종 활동에 드는 경비를 충당한다.

정크 푸드는 전국 학교급식 프로그램이 제공하는 음식과 경쟁한다. 둘 중에서 고르라고 하면 다수의 아이들이 정크 푸드를 택한다.

13살 난 제이드 알렉산더는 뉴욕 시의 공립 중학교 2학년생이다. 그녀의 식사 습관은 요즘 아이들의 전형이다. 아침 대신 25센트짜리 포테이토칩 한 봉지를 먹는다. 학교에서 주는 점심은 '형편없다'고 생각해 먹지 않는다. 대신 구내식당 바로 옆에 있는 가게에서 식품을 산다. "학교에 있는 가게에서 사 먹는 게 좋아요. 케첩 칩이라는 게 있는데 포테이토칩에 케첩 맛을 낸 거예요. 비 허니 바비큐 칩도 있고, 캄보나 프루트 롤업, 사탕과 쿠키도 있고요." 가게에서 사 먹는 것으로 배가 차지 않으니 제이드는 방과 후 친구들과 함께 KFC, 맥도날드, 버거킹, 웬디 같은 데에 가곤 한다.

브루클린의 제이드 집 주변에는 건강식을 파는 식당은 별로 없지만 패스트푸드점은 얼마든지 있다. 근처의 파파이스는 종업원을 보호하기 위해 방탄유리를 사용하기 때문에 음식을 담은 쟁반이 플라스틱 회전문을 통해 전해진다. 체중 때문에 고민하는 제이드는 그게 자기의 식사 습관과 마찬가지로 청소년의 전형적인 문제임을 알고 있다.

"우리 학교 아이들은 대개 뚱보예요."

과장처럼 들릴 수 있겠으나 거의 맞는 말이다. 현재 뉴욕 시 공립학교 학생의 40% 이상이 과체중이고, 25% 가까이가 비만(극심한 과체중)이다. 가난한 아이들 때문에 미국 최초로 학교 급식 프로그램을 만들었던 도시에서 이제는 많은 아이들이 먹을 게 넘쳐서 문제인 것이다.

[양어장에서 낚시하듯이]

  제품을 팔아 돈을 벌려고 학교에 진출하고 싶어하는 회사도 있지만, 미래의 고객을 충원하기에 좋은 장소로 학교를 보는 회사도 있다. 한 회사가 두 가지를 다 목표로 삼기도 한다. 아이들은 하루에 7시간, 1년에 150일을 학교에서 보낸다. 학교에 있는 동안은 부모로부터 떨어져 있다. 수업에 집중해야 하고 시키는 대로 해야 한다. 기업 광고의 완벽한 청중, 즉 '빠져나갈 수 없는' 청중인 셈이다.

  많은 회사들이 '교육적인' 자료를 학교에 보내 교실에서 나눠주게 한다. 어린이들이 이런 데 담긴 내용을 전부 믿으면 곤란하다. 3~4학년을 대상으로 한 켈로그의 프로그램「아침 먹는 아이들」에선 시리얼이 지방이 낮은 식품이라며 "어서 즐겨라!" 하고 부추긴다. 켈로그 시리얼 대부분에 당분이 많이 들었다는 사실은 쏙 빼버렸다.

  무료 교육자료를 받을 가능성이 가장 큰 학교는 돈이 없어서 도서 구입을 제대로 못하고 교사들 월급도 충분히 주지 못하는 곳들이다. 채널원은 어린 학생들을 겨냥한 상업 텔레비전 네트워크다. 학교에 공짜로 TV를 준다. 조건은 단 하나다. 학생들이 이 공짜 TV로 매일 2분간 광고를 봐야 한다. 가난한 학교들은 학생들에게 광고 보기를 강요해야 한다는 걸 알면서도 그 제의를 거절하지 못한다.

  미네소타 주의 어느 어려운 학구에서는 식품회사인 제너럴 밀스가 10명의 초등학교 교사에게 매달 250달러씩을 주었다. 그 대가로 교사들은 아침식사용 시리얼을 광고하는 비닐 커버를 자기 차에 씌우는 데 동의했다. 제너럴 밀스는 이 교사들을 '프리랜스 브랜드 매니저'라고 불렀다.

몇몇 패스트푸드 회사는 성적이 좋은 아이들을 자기네 식당에 초대하는 프로그램도 만들었다. 피자헛의 '예약하세요!' 프로그램은 유치원에서 6학년까지의 아이들 중 매달 일정량의 독서를 하는 사람에게 공짜로 퍼스널 팬 피자 한 개를 준다. 얼마 전엔 대상을 전국 3만 6,000개의 탁아소에 있는 취학 전 아동들로까지 확장했다. 맥도날드에도 성적 좋은 학생에게 공짜 음식을 주는 프로그램이 있다.

패스트푸드 회사들의 이런 프로그램은 아이들에게 학교생활을 열심히 하라고 권장하는 좋은 의도를 지닌 듯이 보이겠지만 자세히 들여다보면 그렇지만도 않다. 영리한 마케팅 전략이기 때문이다. 피자헛에 공짜 피자를 먹으러 가는 어린아이는 거의 언제나 부모 또는 조부모와 함께 간다. 형제도 한두 명 낄 수 있다. 그들은 모두 음식값을 내야 한다. 좋은 상처럼 보이는 것이 손님을 끌어 모으는 좋은 방법이기도 하다. 현재 2,000만 명도 넘는 초등학생이 피자헛의 '예약하세요!' 프로그램에 가입해 있다.

[매일 설탕 50숟갈을!]

지난 10년간 청량음료회사들은 미국의 학교에서 주요 광고 캠페인을 벌여왔다. 어른들은 이제 청량음료를 덜 마신다. 아이들을 더 많이 마시게 하는 것이 판매촉진의 한 방법이다.

"초등학교 아이들에게 영향을 주는 것이 음료 마케팅에 대단히 중요하다. 아이들은 아직 취향과 습관을 만들어가는 중이기 때문이다." 업계 신문에 난 기사의 한 구절이다. 8살 아이가 가장 이상적인 고객으로 간주된다. 앞으로 약 65년간 청량음료를 살 테니까. 그러니 "학교로 진출하는 것은 매우 수지가 맞는 일이다."라고 그 신문은 결론 지었다.

아이들이 청량음료를 많이 마시면 패스트푸드 체인들도 좋다. 치킨 너깃, 햄버거, 그 밖의 샌드위치 종류는 일반적으로 패스트푸드 식당 메뉴 중 이문이 가장 낮다. 감자튀김은 이문이 좋으며, 청량음료는 엄청나게 좋다.

"사람들이 샌드위치와 함께 청량음료를 마시는 것에 우리 맥도날드로서는 감사할 뿐이다." 한 고위 간부의 말이다. 오늘날 맥도날드는 세계의 누구보다도 코카콜라를 많이 판다. 패스트푸드 체인들은 코카콜라 시럽을 1갤런(3.785 l)당 4달러 25센트에 산다. 시럽을 탄산수에 넣고 종이컵에 담아 판다. 1달러 29센트에 파는 중간 사이즈 콜라에는 9센트어치의 시럽이 들어 있다. 카운터 종업원이 늘 권하는 대로 큰 사이즈를 1달러 49센트에 사면 3센트어치 시럽이 더 들어가고 식당의 순익은 17센트 늘어난다. 종이컵에 설탕과 물을 넣어 팔면서 굉장히 많은 돈을 버는 것이다.

패스트푸드 체인의 마케팅에 주로 힘입어 미국인들은 이제 30년 전보다 청량음료를 두 배 이상 마신다. 1975년에 미국인은 연 평균 100 l의 청량음료를 마셨다. 오늘날은 약 200 l를 마신다. 355 ml 캔으로 한 사람이 한 해에 550캔을 마시는 셈이다. 청량음료를 전혀 안 마시는 사람도 있을 테니 연간 1,000캔 이상을 마시는 사람도 적잖다는 얘기다.

1978년 미국의 보통 십대 소년은 하루에 200 ml 가량의 청량음료를 마셨다. 요즘의 보통 십대 소년은 그 세 배 이상을 마시며, 매일 필요로 하는 칼로리의 13%를 이런 음료에서 얻는다. 십대 소녀들이 마시는 청량음료도 같은 기간에 거의 세 배가 됐다. 하루 평균 500 ml 정도다. 상당수의 십대 소년은 하루에 다섯 캔 이상을 마신다. 캔 하나에는 설탕 10티스푼에 해당하는 당분이 들어 있다.

청량음료가 맛은 좋지만 아이들이 끊임없이 마셔도 괜찮은 음료는 아니다. 그것을 '액체 사탕'이라고 부르는 비판자도 있다. 코카콜라, 펩시, 마운틴 듀, 닥터 페퍼 등에는 카페인이 들어 있다. 카페인은 아이들을 성마르게 만들고, 두통을 일으키며, 잠을 설치게 하는 약물이다. 더 중요한 점은 청량음료가 우유처럼 건강에 좋은 음료들을 대신한다는 것이다.

30년 전 미국 십대 소녀들은 청량음료보다 우유를 두 배나 더 마셨다. 이제는 그 비율이 거꾸로 되었다. 어릴 때 청량음료를 너무 마시면 칼슘 부족으로 뼈가 잘 부러질 가능성이 높아진다. 아기들조차 요즘은 청량음료를 마신다. 한 살에서 두 살 사이의 미국 아기들 약 20%가 매일 청량음료를 마신다.

[선생님은 세일즈맨]

　미국의 학교들은 청량음료회사들과 이문이 괜찮은 계약을 맺었다. 아이들에게 학교 안에서 청량음료를 사 먹도록 허용하는 대가로 얼마간의 돈을 받는다. 그러나 이런 계약은 항상 원래 계획대로 되는 것이 아니어서, 결국 교사들을 음료 세일즈맨처럼 행동하게 만든다.

　1998년 신학년도 초에 콜로라도 주 콜로라도스프링스의 11학구는 코카콜라와의 계약이 생각했던 만큼의 돈을 벌어주지 않는다는 사실을 알게 되었다. 학구는 코카콜라 제품을 한 해에 최소한 7만 상자 팔기로 약속했는데 그 전해에 각급 학교를 다 합해서 2만 1,000상자밖에 팔지 못했다.

　11학구의 행정간부인 존 부시는 학교 교장들에게 판매가 부진하다고 경고했다. 그는 이 문제의 해결을 위한 몇 가지 아이디어를 편지로 보냈다.

　학생들이 콜라를 교실에 갖고 들어가도록 허락하고 콜라 판매기를 학생들이 하루 종일 애용할 수 있는 장소로 옮기라고 부시는 권했다. "장소, 장소, 장소가 가장 중요합니다."라고 그는 썼다. 수업 중에 학생들이 콜라를 마시는 데 대해 교장의 마음이 불편하다면 코카콜라 자동판매기에서 같이 파는 과일주스, 홍차, 병에 든 물 같은 것이라도 들고 들어가게 허락하라고 그는 제안했다. 편지 끝에 부시는 서명을 한 뒤 '코크 사나이'('코크'는 코카콜라의 약칭)라는 어구를 덧붙였다.

[알래스카 하늘의 음료 광고]

　알래스카 글렌앨런에 사는 크리스티나 클라크는 12살로 아메리카 원주민 블랙풋족과 아타바스카족의 후예이다. 농구, 축구, 족구, 미식축구 등 운동을 좋아한다. 레슬링 팀에 들어가고 싶었는데 학교 코치가 남자 애들하고 레슬링하는 것을 허락하지 않았다. 그녀는 공평치 못하다고 생각했고, 코치에게 그렇게 말했다. 좋든 싫든 뭔가를 강하게 느끼면 가슴에 담아 두지 않는 성격이다.
　그런 것 중엔 정크 푸드와 청량음료에 대한 강한 거부감도 포함된다. 식구들 중 몇은 하루에 청량음료를 네댓 캔씩 마신다. 오늘날의 많은 아메리칸 인디언과 에스키모들처럼 그들도 이를 거의 다 잃었다.
　크리스티나는 그 주제에 대해 조사하다가 19세기에는 알래스카 어디를 가도 충치가 있는 에스키모를 볼 수 없었다는 사실을 알게 되었다. 1906년 알래스카 전역을 여행한 캐나다 출신 탐험가 빌할무르 스테판손은 에스키모의 두개골 100개를 뉴욕 시로 가져가 연구자들로 하여금 치아를 검사하게 했다. 미국 자연사박물관에서 두개골을 정밀하게 검사했는데 "충치의 흔적을 하나도 발견하지 못했다."라고 스테판손은 쓰고 있다.
　그 두개골들은 미국인들이 알래스카에 들어가기 전에 죽은 에스키모의 것이었다. 스테판손은 자신이 만난 매켄지 강 유역 에스키모들의 미래를 걱정했다. "치통과 충치가 나타나고 있었다. 그러나 양키 고래잡이들한테서 얻은 새로운 음식을 좋아하는 사람들의 입에서만 발견됐다."라고 그는 적었다.

오늘날 많은 에스키모가 이를 잃었다. 대부분 새로운 음식 때문이다. 매일 여섯 캔 정도의 청량음료를 마시는 에스키모를 만나기는 어렵지 않다. 청량음료의 단맛은 매력의 한 부분일 뿐이다. 외진 시골 지역으로 가면 마실 만한 물을 구하기 힘들다. 상하수도 시설이 제대로 안 돼 있는 마을에서는 저장 탱크의 물이나 눈 녹은 물을 마신다. 그 물은 맛이 좋지 않다. 가게에서도 병에 든 물보다 청량음료가 대개 더 싸다.

코카콜라 경영진은 알래스카에 청량음료의 엄청난 수요가 있음을 잘 알고 있다. 근년 들어 코카콜라는 에스키모 아이들을 겨냥한 독창적 광고 방식들을 생각해냈다.

2000년 코카콜라 사와 알래스카의 한 병입회사(음료를 받아다가 병이나 캔에 담아 파는 회사)는 베델에서 알래스카 서부 해안지역의 십여 개 에스키모 마을로 다니는 전규 항공편 비행기에 코카콜라와 스프라이트 로고를 큼직하게 그리기로 결정했다. 유콘 삼각주 야생동물 보호구역에 있는 카시글룩 등의 마을에 우편물과 청량음료와 생필품을 배달하는 비행기였다. 현란한 색깔의 음료 광고가 그려진 코카콜라 비행기가 광막한 미개지 위를 날아가는 것은 묘한 광경이었다. 비행기에 광고를 그려 넣은 다음해에 코카콜라는 NBA 농구 최초의 알래스카 출신 선수이며 에스키모 소년들의 우상인 트레이전 랭던에게 돈을 주어 유픽 마을들을 찾아가게 했다. 랭던은 코카콜라 비행기를 타고 도착해서 학교를 방문, 어린이들에게 티셔츠를 나눠 주었다. "알래스카 오지의 작은 마을 어린이들은 대

도시의 아이들 같은 기회가 없다." 코카콜라 사가 랭던의 방문 계획에 관한 보도자료에 쓴 말이다. "그들은 마을 밖의 사람과 접할 기회가 거의 없다. 그래서 사람들이 선물을 들고 NBA 스타와 함께 방문하면 그 일은 지역의 큰 사건이 된다."

[아이들의 이가 사라진다]

코카콜라 측은 이 에스키모 마을들에 치과의사가 없다는 말은 하지 않았다.

1998년 오하이오 주에서 알래스카로 이주한 치과의사 에드윈 올게어는 카시글룩을 비롯한 유픽 마을들을 종종 오가며 어린이들에게 치과 치료를 해준다. 그는 어느 날 인구 160명 정도인 마을의 가게를 방문했을 때를 기억한다. 주민 중 40명이 아이들이었다. 월요일이었고, 가게에는 방금 도착한 청량음료가 높이 1.2m, 너비 1.2m로 쌓여 있었다. 금요일에 그 가게에 다시 가니 음료는 거의 다 사라졌다. 주인은 며칠 후에 다시 물건이 들어온다고 했다.

올게어 박사는 머릿속으로 셈을 해봤다. 그렇게 많은 양을 한 주일에 소비하려면 마을 사람 전부가 하루에 3~5캔씩 마셔야 한다는 계산이 나왔다. 가게 주인은 청량음료를 파는 것만으로도 1년에 약 2만 달러를 벌 것이었다. 그러니 16살도 되기 전에 이를 모두 잃는 마을 아이가 많은 게 결코 우연이 아니라고 올게어 박사는 말한다.

올게어 박사가 유픽 마을들에서 발견한 또 다른 문제는 '아기 젖병 신드롬' 이라는 것이다. 엄마들이 젖병에 청량음료나 그 밖의 달콤한 마실 것을 넣어주면 아기들은 병을 입에 물고 잠드는 경우가 많은데, 그것이 충치의 원인이 되는 것이다. 윗니가 썩어 검은 그루터기만 남는 경우가 많다.

크리스티나 클라크는 글렌앨런 초등학교에서 목격하는 충치 문제 때문에 마음이 편치 않았다. "코카콜라와 펩시를 늘 마셔서 어린애들의 이가 모두 까맣게 된 걸 볼 때마다 화가 났어요."라고 그녀는 말한다. 크리스티나는 자기 가족들처럼 아이들이 충치로 고생하기를 않기를 바랐다. 그러나 어떡해야 할지를 몰랐다.

2002년 5학년이던 크리스티나는 학교 식당 복도 끝에 있는 청량음료 자동판매기에 대해 생각하기 시작했다. 점심 시간에는 기계를 끄게 되어 있는데, 아무도 신경을 쓰지 않았다. 아이들은 하루 종일 콜라를 사 마셨다. 엄마와 함께 보건소를 찾은 크리스티나는 청량음료를 너무 많이 마셨을 때의 해악에 대해 많은 것을 배웠다.

그날 밤 집에 가서 그녀는 포스터를 한 장 만들었다. 클리닉에서 배운 사실들도 써 넣었다. 다음날 크리스티나는 학교에 가서 자판기 앞면에 그걸 붙였다. '청량음료 이제 그만!' 이라는 간명한 메시지를 윗부분에 큼직하게 쓴 포스터였다.

포스터는 두 주일쯤 붙어 있었다. 그러다 어느 날 포스터가 안 보였다. 아무도 그것이 사라진 이유를 말해주지 않았다. 크리스티나는 교장 선

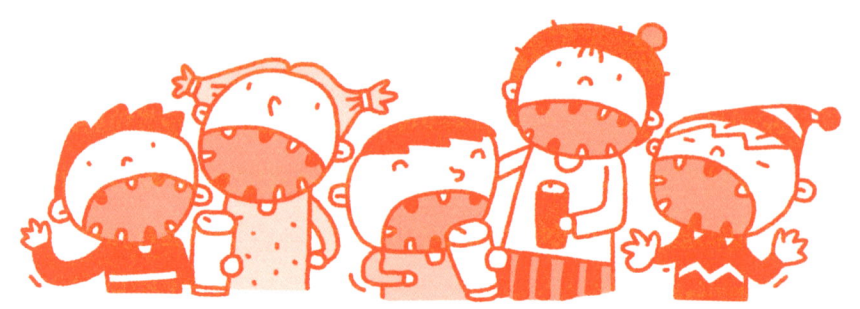

생님에게 음료 자판기를 없앨 생각이 없느냐고 물었다. 교장은 듣기만 하고는 아무 것도 하지 않았다.

[충치는 자기 탓이야]

패스트푸드와 청량음료 회사들이 학교 안에서 행사하는 힘이 너무나 막강해서, 많은 비판자들은 이제 법을 바꾸는 것만이 이들을 학교에서 추방하는 유일한 방법이라고 믿게 되었다.

베델 지역을 대표하는 주의회 의원 메리 캡스너는 공항에서 코카콜라 비행기가 뜨는 것을 볼 때마다 마음이 불편했다. 2003년 당시 메리는 30세였으며, 24살 때 주의원에 뽑혀 일해 왔다.

어머니는 유픽인, 아버지는 네브래스카 출신이었다. 전통적인 에스키모 음식을 즐기며 자랐고, 지금도 스낵용 말린 연어포가 냉장고에 들어 있다. 그녀는 오랜 세월 이어져온 좋은 식습관이 급속히 밀려나는 게 불만스러웠다. 알래스카의 많은 중고교가 학교 식당에 패스트푸드 체인을 영입한다는 소식을 들었을 때, 그녀는 유픽 음식이 영원히 사라질까봐 더욱 걱정이 됐다.

메리의 남편 조너선은 미네소타 주에서 알래스카로 온 비행기 조종사였다. 아이는 둘이었다. 조너선은 비행기에 청량음료만을 싣고 유픽 마을들로 가는 일거리가 자주 들어온다고 했다. 메리는 지역의 병원과 치과에 가서 의사들과 이야기를 나누면서 청량음료가 에스키모의 건강에 미치는 영향에 대해 들었다.

그녀는 학교에서 청량음료를 지나치게 많이 판매하는 것을 막는 일에 입법의원으로서의 힘을 쓰기로 마음먹었다. 알래스카에 코카콜라를 배급하는 회사들은 주류도 배급했다. 메리는 매일 청량음료 여섯 캔을 마시는 아이들이 머지않아 맥주 여섯 캔씩을 마시게 될까봐 걱정했다. 엄청난 사회적 문제였지만 일단 작은 변화부터 시작하기로 했다.

공립학교들이 아침 8시부터 오후 5시까지는 청량음료를 팔지 못하도록 하는 새 법을 주의회에서 제정토록 하는 일에 집중했다.

메리는 일부 학교들이 유니폼 값과 여행 경비를 자판기를 통해 번다는 사실을 알고 있었다. 그래서 법안이 통과되면 학교에 필요한 돈을 다른 방법으로 마련하도록 도와주겠다고 약속했다. 법안이 요구하는 것은 수업이 끝날 때까지 청량음료 자판기를 끄라는 것이었다. 스포츠 행사에서나 방과 후에는 코카콜라와 펩시를 팔 수 있었다.

그럼에도 불구하고 세계 최대의 식품회사와 청량음료회사 단체인 미국식품생산자협회는 메리의 계획을 즉각 반대하고 나섰다. 협회는 알래스카 의회의 주요 인사들에게 편지를 보내 청량음료를 충치의 주요 원인이라고 단정 짓는 것은 잘못이라고 주장했다.

"충치가 생기는 데는 음식물, 구강 위생, 전문적 치과 치료에의 접근성 등 많은 요인이 있다."라고 편지는 썼다. 정중한 어조였지만 거기 담긴 메시지는 분명했다. 충치를 청량음료 탓으로 돌리지 말라. 스스로의 탓일 따름이다.

메리는 그 주장을 받아들이지 않았다. '전문적 치과 치료'를 받기 어려운 것은 에스키모 마을들이 멀리 떨어져 있고 치과의사들이 거기서 살려고 하지 않기 때문이었다. 아이들에게 양치질을 가르치는 것도 해결책의 하나이긴 했지만 청량음료회사들에게도 큰 책임이 있다고 그녀는 생각했다. 그들이 비행기로 이 마을들에 실어 오는 것은 콜라와 스프라이트, 트레이전 랭던이지 치약과 칫솔, 유능한 치과의사는 아니지 않은가.

알래스카의 청량음료 배급업자들이 주노 시에 있는 메리의 사무실을 방문했다. 그들은 그녀의 계획이 좋지 않은 생각이라고 말했다. "왜 우리만 가지고 그럽니까?" 그들의 항의는 메리로 하여금 차제에 정크 푸드와 패스트푸드 회사도 겨냥해야 하는 걸까 생각하게 했다.

주의회는 그녀의 청량음료 법안을 통과시키지 않았다. 그러는 동안 지역의 일부 치과의사와 건강 관련 공무원들은 베델 한가운데에 있는 큼직한 쓰레기통에 이 문제에 관한 그들의 견해를 페인트로 썼다.

"청량음료를 끊자."

[소녀가 학교를 바꾸다]

    글렌앨런 초등학교의 크리스티나 클라크는 학생자치위원회 모임에서 발언권을 얻으려고 손을 높이 들고 있었다. 그녀는 청량음료와의 싸움을 포기하지 않았다. 마이클 존슨이라는 교사가 새 교장이 되어 약간의 희망이 생겼다. 그는 크리스티나의 4학년 때 담임으로, 그녀의 의견을 언제나 진지하게 들어 주었던 분이다.
    크리스티나는 학교에서 청량음료 자판기가 추방돼야 하는 이유를 위원회의 다른 학생 다섯 명에게 말해줄 준비가 되어 있었다. 조사를 좀 더 했고 얘기의 초점 몇 가지를 생각해 두었다. 처음에는 자기가 하려는 얘기를 아무도 좋아하지 않아서 발언 기회를 안 주는 것으로 생각했다.
    그러다 마침내 말할 차례가 되었다. 크리스티나는 청량음료를 너무 많이 마실 때 생길 수 있는 문제들을 차분하게 열거했다. 그녀의 발표가 끝난 후 위원회는 투표에 들어갔다. 선택은 1) 자판기를 그냥 청량음료로만 채운다 2) 청량음료의 반을 과일주스와 병에 든 물로 대체한다 3) 청량음료를 전부 없앤다 중 하나였다.
    모두들 청량음료의 반을 과일주스와 물로 대체하는 안에 표를 던졌다. 물론 크리스티나만 빼고서. 그녀는 크게 실망했다. 자판기에 뭐가 새로 들어오든 아이들은 계속 청량음료만 사 마시겠지 하고 생각했다.
    추수감사절이 다가오는 동안 새 교장은 크리스티나의 주장을 심사숙고했다. 그렇게 어린 소녀가 청량음료에 관해 소리 높여 문제 제기를 한 용기에 대해, 다른 아이들이 동의하지 않는데도 자신의 믿음을 지켜낸 데 대해 생각했다. 존슨 교장은 감동했다.

그로부터 얼마 지나지 않아 크리스티나는 학교 식당 복도 끝으로 가 예전에 자기가 '청량음료 이제 그만!' 이라는 포스터를 붙였던 곳을 바라보았다. 자판기는 사라지고 없었다.

소와 닭과 인간들 ❻

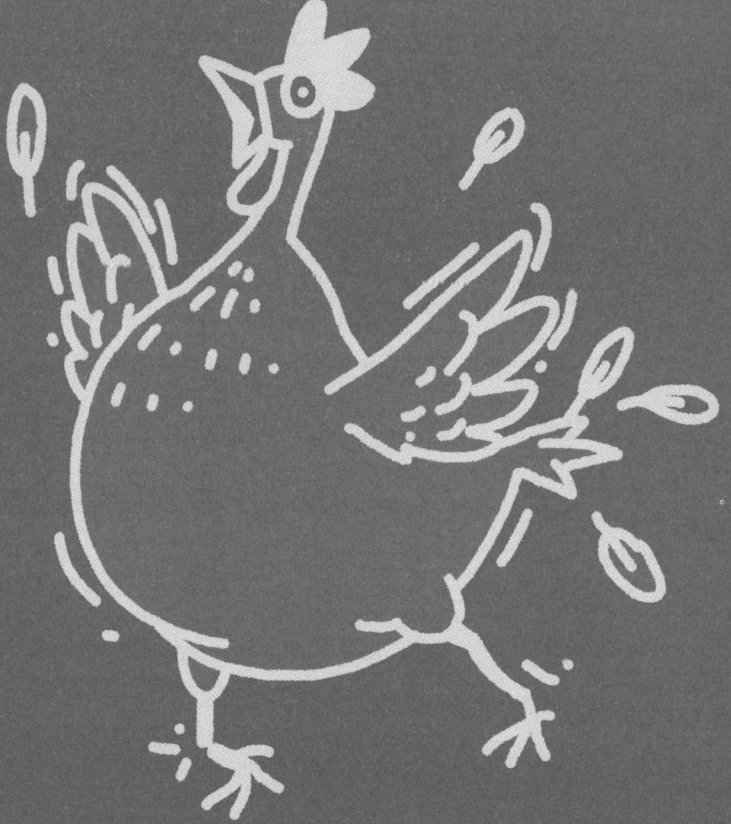

[목장의 소녀]

에밀리 해나는 콜로라도 주 콜로라도스프링스에서 남쪽으로 30km쯤 떨어진 목장에서 자랐다. 아버지 커크 해나는 할리우드 영화에 카우보이로 등장해도 좋을 만큼 잘생겼다. 그는 에밀리가 아기 때부터 목장 일에 데리고 다니기를 좋아했다. 양가죽으로 만든 자그만 자루에 아기를 넣고 가서는 가까운 울타리 기둥에 자루를 매어놓고 일했다.

에밀리와 두 살 위인 언니 매기는 어릴 적부터 '열심히 일하고 두려움 없이 독립적으로 살아가라'고 배웠다. 커크는 딸들을 목장에서 쓰는 사륜바이크에 싣고 다니기도 했다. 지붕이 없고, 거친 지형도 쉽게 다닐 수 있도록 두툼한 타이어가 달린 것이다. 바이크가 지형에 따라 흔들거리며 목장을 돌아다니는 동안 에밀리와 매기는 뒤에 서서 아빠의 셔츠 깃을 꼭 잡고 있었다. 더 빨리 달리자고 조르기도 했다.

흩어진 가축들을 찾아 몰고 올 일이 있을 때는 바이크를 멈추고 딸들을 인적 없는 초원에 내려놓기도 했다. 어린 에밀리와 매기는 수천 헥타르의 초원 한가운데에서 30분 이상 아빠가 돌아오기를 기다리곤 했다. 서쪽으로는 로키 산맥이 어렴풋이 보였고, 동쪽으로는 끝 간 데 없이 목초지가 펼쳐져 있었다.

1998년 아빠가 갑자기 돌아가시자 엄마 앤은 목장을 그대로 갖고 있을지 팔아버릴지를 결정해야 했다. 앤은 시카고 교외에서 자랐다. 말을 타고 조련하는 일에 대해서는 많이 알고 있었지만 목장 운영은 잘 몰랐다. 그건 언제나 커크의 일이었다. 그러나 아이들이 목장을 사랑하고, 팔기를 바라지 않는다는 것을 아는 데는 오랜 시간이 걸리지 않았다. 앤의 생각도 마찬가지였다.

세 사람은 짐이라는 새 관리인과 이웃 목장 주인인 제이 아저씨의 도움을 받아 해나 목장을 운영하기로 했다. 에밀리가 7살, 매기는 9살 때였다. 아이들은 늘 목장에서 잔심부름을 해왔지만, 이제는 할 일이 훨씬 많아졌다. 사륜바이크 모는 법, 가축들을 한 목초지에서 다른 목초지로 몰고 가는 법도 배웠다. 올가미를 던져 소를 잡는 법, 분리하여 우리에 넣는 법도 배웠다. 버려진 송아지를 데려다 아기 젖병으로 우유를 먹이고 밤에는 춥지 않게 배를 쓸어주기도 했다.

목장 생활은 지루할 틈이 없었다. 하루도 같은 날이 없었고 온갖 종류의 예상치 않았던 일이 벌어졌다. 어느 날 오후 학교에서 돌아온 에밀리와 매기에게 새끼를 밴 소의 생명을 구해야 할 일이 갑작스럽게 생겼다. 목장 관리인은 출장 중이었고 엄마는 별 도움이 되지 않았다. 며칠 전 엄마의 말이 놀라서 날뛰다가 엄마를 넘어뜨리고 다리까지 부러지게 만든 것이다.

앤은 딸들에게 작업복으로 갈아입고 될 수 있는 대로 빨리 목장으로 달려가라고 했다. 암소 한 마리가 무리에서 떨어져 풀밭에 누워 새끼를 낳으려 하는데, 문제가 있다고 했다. 재빨리 손을 쓰지 않으면 몇 시간 안에 암소와 뱃속의 새끼가 다 죽을지도 몰랐다. 2월 중순, 섭씨 영하 20도가 넘는 몹시 추운 날이었다. 에밀리는 10살이었고 매기는 막 12살이 됐다. 두 아이는 각기 사륜바이크에 올라타고 목장을 달렸다.

소는 미친 듯이 굴었다. 콧숨을 몰아쉬며 고통으로 정신이 없었다. 송아지의 두 다리는 이미 밖으로 빠져나와 허공에 달랑거리는데 몸통은 걸려서 나오지 못하고 있었다. 에밀리와 매기는 침착하게 소를 달래어 일어서게 한 뒤 우리로 향하도록 바이크를 몰고 뒤를 따랐다. 우리에 들어가서, 거들어주러 온 이웃 사람이 송아지를 안전하게 받아내는 것을 두 근대는 가슴으로 지켜봤다. 어미소와 송아지 모두 살았다. 앤은 딸들이 자랑스러웠다. 목장에서 사는 동안 앤은 한 번도 딸들이 "안 돼, 엄마. 우린 못해." 하는 소리를 들어보지 못했다. 어떻게든 해냈다.

현재 해나 목장에는 소가 300마리 있다. 그 외에 말도 있고 개도 여섯 마리 있다. 사람들이 버린 개를 앤이 데려다 키웠다. 일대에는 사슴, 영양, 메추라기, 야생 칠면조, 코요테 등도 산다. 풀밭에 누워 새끼 낳는 소를 코요테가 공격해 송아지를 잡아먹는 일도 있다. 그러나 대체로 소들은 초원에서 풀을 뜯으며 평화로운 나날을 보낸다.

에밀리는 이제 14살로 고등학교 1학년이며 4대째 목장 경영자다. 스쿨버스가 오기 전에 말과 개들에게 먹이를 주고 우리를 청소하는 일로 아침을 시작하기도 한다. 힘든 일들에도 불구하고 그녀는 목장 생활이 좋다.

"저한테는 이게 진짜 사는 거예요." 그녀의 말이다. 탄생, 죽음, 행복, 상실, 기막히게 아름다운 노을, 겨울의 폭풍, 사랑스러운 동물들, 자연의 힘—모두 에밀리가 목장에서 겪으며 살아가는 것들이다.

[자유와 근면이 쫓겨나다]

 목장주와 카우보이들은 지금까지 미국 서부의 상징이었다. 그들을 국가적 영웅이라고 칭송하는 역사가들도 있다. 자유와 자립의 살아 있는 화신이라는 것이다. 환경을 파괴하고 인디언을 몰아낸 사람들이라고 비난받기도 한다.
 그러나 목장주들과 관련해 한 가지 부인할 수 없는 사실이 있다. 그들이 1930년대 대공황 이래 그 어느 때보다도 많이 자기 땅에서 쫓겨나고 있다는 점이다.
 요즘 목장주들에게는 경제적인 문제가 산같이 쌓여 있다. 치솟는 땅값, 부동산 개발업자들의 압력, 해외 축산업자와의 경쟁, 쇠고기를 둘러싼 공포증 등. 그에 더해 패스트푸드 산업의 성장은 가축을 키우고 잡고 가공하는 방법에 변화를 가져왔다.
 오늘날 맥도날드는 미국 최대의 쇠고기 구매자다. 1968년에 맥도날드는 175개의 국내 회사로부터 신선한 분쇄육(간 고기)을 샀다. 몇 년 뒤 맥도날드는 쇠고기 공급업자를 다섯으로 줄였다. 똑같은 맛으로 대량 제조될 수 있는 냉동 간 쇠고기를 사기 시작했다.
 매장 수가 늘어나면서 맥도날드는 햄버거 맛이 어디서나 동일하기를 바랐다. 감자튀김산업과 마찬가지로 정육산업도 패스트푸드 회사들의 요구에 맞추느라 완전히 바뀌었다. 많은 목장주들은 이제 몇몇 대기업이 시장을 완전히 장악하고 가축 값을 내리기 위해 불공정한 전략을 쓰고 있다고 주장한다.

1세기 전에도 미국의 목장주들은 비슷한 문제에 봉착했었다. 모든 주요 산업에서 '트러스트(기업합동)'라는 것이 지배력을 행사했다. 트러스트란 같은 업종의 기업들이 경쟁을 피하고 이익을 극대화하기 위해 결합한 것이다. 설탕 트러스트, 철근 트러스트, 담배 트러스트, 그리고 쇠고기 트러스트가 있었다. 쇠고기 트러스트가 소 값을 결정했다.

이 독점 세력에 맞서는 목장주들은 시장에 발을 붙일 수 없었다. 어떤 값에도 소를 팔 수 없게 되는 것이다. 쇠고기 트러스트가 맹위를 떨치던 1917년, 5대 정육회사―아머, 스위프트, 모리스, 윌슨, 그리고 커더히―가 시장의 55%를 점유했다.

20세기 초에도 트러스트는 있었지만 트러스트를 단속하고 깨려는 사람들도 있었다. 너무 큰 권력을 가진 기업은 미국의 자유와 민주주의에 위협이 된다고 믿은 진보적인 정부 관료들이었다. 우드로 윌슨 대통령 때인 1920년 이후 미국 정부는 지나치게 거대해진 기업들을 해체하고, 불공정한 사업전략으로부터 소규모 기업들을 보호하며, 가격이 기업 경영자들의 비밀 회동에서가 아니라 자유시장에서 정해지도록 하는 일련의 조치를 취했다. 쇠고기 트러스트는 결국 해체됐다. 그 뒤 수십 년 동안 목장주들은 상대적으로 자유롭고 공정한 시장에서 거래할 수 있었다.

1970년 4대 정육회사의 시장점유율은 21%에 불과했다. 그러나 패스트푸드 체인들이 성장을 시작하면서 쇠고기 공급업자들의 대형화를 부추겼다. 미국 정부도 이제는 큰 회사가 작은 회사들을 인수하는 행위를 금하지 않았다. 오늘날 4대 정육회사인 타이슨, 스위프트 앤드 컴퍼니,

엑셀, 내셔널 비프는 시장의 84%를 점유하고 있다. 네 회사에서 도살하는 소가 차지하는 비율은 비프 트러스트 시절 어느 때보다도 높다.

정육회사들이 더 커지고 막강해짐에 따라 독립 목장주들은 좋은 수입을 기대하기 어렵게 됐다. 슈퍼마켓에서 고객이 쇠고기를 사면 그 돈의 일부는 슈퍼마켓에, 일부는 슈퍼마켓에다 정육을 판 회사에, 그리고 일부는 목장주에게 간다. 25년 전에 목장주는 쇠고기 값 1달러 중 62센트를 가져갔다. 오늘날은 47센트로 떨어졌다. 큰 몫을 슈퍼마켓과 정육회사가 가진다.

최근까지만 해도 목장주들은 소를 경매에 부치는 게 보통이었다. 수십 명의 응찰자가 있을 터이고, 가장 높은 값을 부른 사람에게 팔렸다. 자유시장이란 같은 제품을 놓고 많은 잠재적 구매자가 경쟁을 하면서 공정한 가격이 결정되는 방식을 말한다. 소 시장은 더 이상 그런 식으로 운영되지 않는다. 4개의 대형 정육회사밖에 남지 않은 마당이니 요즘의 경매에선 입찰자도 별로 없다 독립 목장주들은 자기 소의 값이 진짜 얼마가 돼야 하는지조차 알기 어렵다.

매년 수천 명이 목장을 걷어치우고 땅을 판다. 미국적 자유의 위대한 상징이 더 이상 자유로워 보이지 않는 시장에 의해 밀려나고 있는 중이다. 오늘날 경제적 어려움을 겪고 있을 게 틀림없는 목장주들은 미국 서부 정신의 핵심이라고 흔히 얘기되는 삶의 방식과 가치들을 구현해온 사람들이다. 자급자족하면서 근면함의 가치를 믿었는데, 그 결과로 혹독한 대가를 치르고 있는 것이다.

[20만 마리 소의 냄새]

콜로라도 주 그릴리는 해나 목장에서 북쪽으로 240km 떨어진 곳에 있다. 그러나 다른 행성에 있다고 해도 될 정도다. 목장이 보이기도 전에 냄새로 먼저 그릴리를 느낄 수 있다. 잊기 힘든 냄새지만 뭐라고 설명하기는 어렵다. 살아 있는 동물과 거름의 냄새, 개 먹이로 변하는 죽은 짐승의 냄새를 다 합해놓았다고나 할까. 썩은 달걀을 머리카락 타는 냄새, 고약한 화장실 냄새와 섞었을 때 나는 냄새를 생각해보면 대충 알 것이다.

여름에는 냄새가 더 지독하다. 보이지 않는 안개처럼 그릴리를 밤낮 없이 뒤덮는다. 거기 살면서 그 냄새를 맡지 못하는 이도 있다. 뉴욕 사람들이 경찰차 사이렌 소리나 자동차 경적 소리에 그러하듯, 분명히 있는 데도 의식하지는 못한다. 그러나 몇 년이 지나도 그 냄새에 익숙해지지 못한 채 시달리는 사람도 많다. 냄새는 모든 것에 스며들고, 두통과 구역질을 불러오며, 잠도 설치게 만든다.

그릴리는 쇠고기가 주 생산품인 현대의 공장타운이다(공장타운이란 하나 혹은 그 이상의 공장을 중심으로 형성되었거나 그에 의존해 살아가는 곳을 이른다). 이곳에서는 공원과 기계들이 소라는 큰 동물을 작은 진공포장육으로 바꿔놓는다.

미국인들이 연간 먹는 수십억 개 패스트푸드 햄버거의 고기는 그릴리 같은 곳에서 온다. 지난 몇 십 년 동안 가축 사육과 식육가공의 산업화는 쇠고기 생산 방법을 완전히 바꾸었고, 그와 함께 생산지 마을들도 큰 변화를 겪었다.

패스트푸드와 슈퍼마켓 체인들의 요구에 부응하느라 정육회사들은 노동자의 임금을 깎아 경비를 절감했다. 미국에서 가장 급료가 높았던 공장들을 가장 낮은 공장으로 만들어버렸다. 힘없고 가난한 이민자들을 고용했으며, 그들은 작업 중 끔찍한 부상을 당하곤 했다. 이 새로운 식육가공 시스템의 해악은 고용된 노동자뿐 아니라 가공되는 동물도, 그 고기를 먹는 소비자도 마찬가지로 겪는다.

간선도로의 표지판은 이렇게 말하고 있다. "가장 미국적인 도시, 그릴리에 오신 것을 환영합니다."

스위프트 앤드 컴퍼니는 그릴리 도심에서 몇 킬로미터 떨어진 곳에서 미국 최대의 식육가공 공장을 운영한다. 그릴리가 속한 웰드 카운티는 미국 어느 카운티보다도 가축류로 벌어들이는 돈이 많다. 스위프트 앤드 컴퍼니는 웰드 카운티의 개인 기업 중 가장 많은 인원을 고용하며 소 도축장, 양 도축장과 가공공장을 운영한다.

도시 외곽에 있는 엄청난 규모의 비육장(肥育場, 고기를 많이 생산하기 위하여 가축의 운동을 제한하고 특수 사료를 주어 단기간에 살이 찌게 만드는 곳) 두 군데에서 소들을 도축장에 공급한다. 각기 10만 마리까지 수용할 수 있다. 때로 소가 너무 밀집 수용돼 마치 소의 바다같이 보이기도 한다. 음메 소리를 내며 움직이는 갈색과 흰색의 털이 방대한 땅을 뒤덮는다. 이 소들은 초원을 어슬렁거리며 신선한 풀을 뜯는 게 아니다. 도살되기 전 3개월 동안 소들은 마치 고속도로 분리대처럼 생긴 긴 콘크리트 여물통에서 특수 곡물을 먹는다. 피부 아래 미리 이식한 성장호르몬의 도움을 받아 소를 빠르게 살찌우도록 설계된 곡물이다.

[똥 무더기는 넉 달을 탔다]

고기를 위해 가공되는 수컷 육우를 거세소라 부른다. 한 마리의 거세소는 비육장에 있는 동안 거의 1,300kg에 이르는 곡물을 먹는다. 체중을 180kg 정도 늘리기 위해서다. 이 과정에서 많은 배설물이 나온다. 거세소 한 마리는 매일 20kg이 넘는 똥오줌을 눈다. 인간의 배설물과 달리 이것은 정화시설로 보내지지 않는다. 종사자들이 '라군(lagoon)' 이라고 부르는, 똥과 오줌이 들어찬 거대한 구덩이들에 버려진다(라군이란 본디 퇴적된 모래나 산호초 따위가 만의 입구를 막아서 생긴 바닷가의 호수나, 물이나 다른 물질을 담기 위해 인공적으로 만든 못도 뜻하게 됐다).

도축장의 라군은 20에이커(8만 m²) 넓이에 깊이가 4.5m까지 되는 것도 있다. 그야말로 수십만 킬로리터의 오물로 가득 찬 호수다. 상상할 수 있듯이 끔찍한 냄새를 풍긴다. 때로 새어 나온 오수가 근처의 강이나 개울로 흘러들기도 한다. 1991년 도축장 오물 유출과 관련된 질병으로 노스캐롤라이나에서 10억 마리의 물고기가 죽기도 했다. 죽은 물고기를 묻기 위해 불도저를 사용했을 정도다.

웰드 카운티를 거치는 소들에서 나오는 오물의 양은 정말 엄청나다.

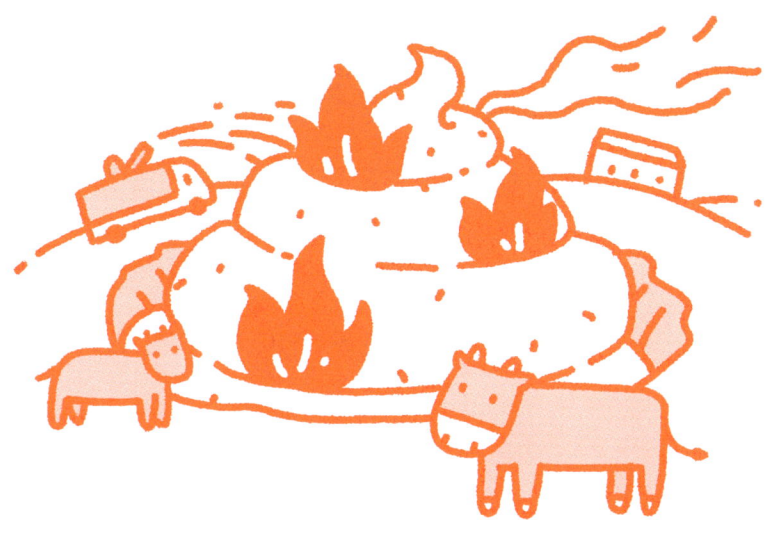

그릴리 교외에 있는 두 개의 거대한 비육장에서 나오는 똥오줌은 덴버, 보스턴, 애틀랜타와 세인트루이스에서 배출하는 것을 다 합한 양보다 많다.

도축징 라군의 냄새는 불쾌한 것만이 아니다. 해로울 수도 있다. 여기서는 황화수소와 암모니아를 포함한 여러 가지 가스가 발생된다. '하수 가스'라고도 불리는 황화수소는 극소량이면 해가 없다. 인간의 소화기관에서도 이 가스가 방출된다. 고약한 입냄새는 부분적으로 소량의 황화수소 때문이다.

많은 양의 황화수소가 모이면 사람을 죽일 수도 있다. 작은 양이라도 오랜 기간 흡입하면 온갖 종류의 건강 문제를 야기할 수 있다. 도축장의 오물 구덩이들은 여러 톤의 황화수소를 공기 중으로 내보낸다. 근처에 사는 사람들은 두통, 구역질, 천식, 숨참, 어지럼증 등을 호소한다. 황화수소로 오염된 공기를 마시면 신경계와 뇌가 영구적으로 손상될 수 있다는 연구 결과도 나왔다.

농부나 목장주들은 늘 가축의 똥을 비료로 사용했다. 그걸 밭에 뿌리면 작물이 잘 자란다. 그러나 인류 역사상 어느 사회도 그릴리 근처에 있는 것만큼 큰 비육장과 도축장을 가져본 적이 없다. 한 장소에 그렇게 많은 가축과 그렇게 많은 똥이 있어 본 적도 없다. 조심하지 않으면 이상한 일이 벌어질 수 있다.

2004년 가을, 네브래스카 주 밀퍼드의 큰 비육장에 쌓인 똥 무더기에 불이 붙었다. 똥이 썩으면 온도가 올라가 메탄같이 쉽게 불타는 가스를 배출한다. 똥이 충분히 있으면 성냥을 켜지 않아도 불이 붙을 수 있다. 이런 똥으로 인한 큰 화재는 흔한 일이 되어버렸다.

밀퍼드 비육장에서 1,800t의 10m 높이 똥 무더기에 일단 불이 붙자 좀처럼 끌 수가 없었다. 지역 소방서가 두 번이나 시도했지만 실패했다. 주인이 똥 무더기를 중장비로 납작하게 밀었더니 불은 연기를 내며 더 퍼져나갔다. 물을 많이 뿌리면 근처의 개울들이 오염될 위험이 있었다. 거대한 똥 무더기는 넉 달 가까이나 타면서 아주 멀리까지 연기를 날려 보냈다.

[맥너깃 위해 부푼 닭가슴]

　많은 목장주들은 쇠고기업계가 운영 방식을 의도적으로 닭고기업계처럼 바꾸고 있는 게 아닌지 걱정한다. 목장주들은 양계업자들처럼 되기를 바라지 않는다.
　근년 들어 양계업자들은 빚에 몰리고 정육회사들이 작성한 엄격한 계약서에 묶여 허약해졌다. 4대 닭고기 회사가 미국 시장의 반 이상을 장악하고 있다. 이들은 닭고기 생산 거점을 거의 전부 남부 농촌 지역으로 옮겼다. 기후가 온화하고 노조가 약하며 농부들이 자기 땅에 남아 있을 방법을 절박하게 찾는 곳이다.
　닭고기업계의 변화에는 여러 요인이 있지만 한 가지 발명이 특히 중요한 역할을 했다. 치킨 맥너깃이 그것이다. 맥너깃은 한때 식탁에서 나이프로 잘라 먹어야 했던 닭을 자동차 운전대를 잡고도 쉽게 먹을 수 있는 음식으로 바꿨다. 농산품을 공산품으로 바꾼 것이다. 그 변화는 많은 양계 농부들을 언제나 회사의 지시에 복종해야 하는 경제적 노예로 만드는 생산체제를 부추겼다.
　1979년 맥도날드 회장 프레드 터너는 납품업자 중 하나인 키스톤 푸드 사의 중역에게 이렇게 말했다.
　"내가 생각한 게 하나 있소. 손으로 그냥 집어 먹을 수 있고 뼈가 없는 닭고기 음식을 만듭시다. 엄지손가락만 한 크기로 말이오. 할 수 있겠어요?"

그 중역은 실험실의 연구원들에게 개발 작업을 지시했다. 맥도날드의 식품과학자들도 곧 합류했다.

당시 의사들은 쇠고기 대신 닭고기를 먹음으로써 얻는 건강상의 이익을 역설하고 있었다. 미국인들은 닭고기를 전보다 훨씬 많이 먹기 시작했다. 햄버거만 팔던 패스트푸드 체인들로서는 걱정거리가 아닐 수 없었다.

전통적으로 미국에서 먹던 닭은 늙어서 알을 낳을 수 없는 암탉들이었다. 20세기 초에 대부분의 양계업은 소규모였다. 닭들은 거의 6년이나 살았고, 돌아다니며 풀을 먹었다. 2차대전 후 델라웨어와 버지니아 주에 대규모의 양계 농장이 생기기 시작했다. 고기를 얻기 위한 양계와 달걀 생산을 위한 양계가 별개의 사업이 되었다. 그러나 한 가지는 같았다. 둘 다 옛날식 농장이 아니라 공장처럼 운영되기 시작했다는 점이다.

프레드 터너는 맥도날드의 기존 메뉴와 잘 어울릴 닭고기 음식을 팔고 싶었다. 6개월에 걸친 집중적 연구 끝에 키스톤 푸드의 실험실은 맥너깃 제조 기술을 개발했다. 간 닭고기를 식용 접착제로 뭉쳐 작은 덩어리를 만든 다음 빵가루를 입혀 튀기고 냉동한 뒤 조리할 때 다시 열을 가해 내놓는 것이다.

맥너깃의 첫 실험 판매가 대성공을 거두자 맥도날드는 곧바로 또 다른 회사 타이슨 푸드에도 생산을 주문했다. 아칸소에 있는 타이슨 사는 미국 유수의 정육회사로, 얼마 안 지나 맥너깃 생산을 위한 완전히 새로운 품종의 닭을 교배해냈다. 미스터 맥도날드라고 이름 붙인 새 품종은 유난히 큰 가슴을 갖고 있다.

【 양계농 연수입은 만이천 달러 】

 치킨 맥너깃은 1983년에 나왔다. 한 달 안에 맥도날드는 미국에서 둘째로 닭을 많이 사들이는 회사가 되었다. 첫째는 KFC였다. 맥너깃은 맛이 좋고 씹기도 쉬웠을 뿐 아니라 맥도날드의 다른 메뉴보다 건강에 더 좋은 것처럼 느껴졌다. 어쨌든 닭으로 만든 거니까.
 그러나 건강에 좋다는 것은 환상이었다. 하버드 의대의 한 연구원이 맥너깃을 화학적으로 분석한 결과 쇠고기와 마찬가지로 건강에 좋지 않은 여러 가지 지방을 함유하고 있음을 발견했다. 어떻게 그럴 수 있을까.
 맥너깃을 감자튀김과 마찬가지로 쇠고기 기름에 튀겼던 것이다.
 맥도날드는 튀김기름을 곧 식물성으로 바꾸고, 익숙한 맛을 유지하기 위해 맥너깃에도 쇠고기 맛 향료를 첨가했다. 어린아이들에게 널리 인기를 얻게 된 치킨 맥너깃은 이제 그런 첨가제로 맛을 내지는 않지만, 여전히 햄버거보다 단위당 더 많은 지방을 함유하고 있다.
 맥너깃은 미국인의 식습관뿐 아니라 가금류 사육 시스템을 바꾸는 데도 일조했다. "맥너깃의 영향이 어찌나 컸던지 업계 자체가 바뀌어버렸다." 미국에서 둘째로 큰 닭고기 회사인 콘아그라 폴트리의 사장이 한 말이다.
 25년 전 미국에서 대부분의 닭은 마리 단위로 통째 팔렸다. 오늘날에는 90%가 조각으로 나뉘어서, 혹은 커틀릿이나 너깃 상태로 팔린다. 맥너깃 계약에 힘입어 타이슨 푸드는 세계에서 가장 큰 닭고기 가공회사가 되었다. 미국에서 소비되는 맥너깃의 절반을 생산하고 100대 식당 체인 중 90군데에 닭고기를 공급하고 있다.

이 회사는 품종을 개량하고 병아리를 부화시키며 도살과 가공은 해도 닭을 직접 사육하지는 않는다. 그 일에 드는 비용과 위험 부담의 대부분을 수천 명의 농부들에게 떠맡긴다.

타이슨의 양계농들이 자기 계사에서 키우는 닭은 자신의 것이 아니다. 다른 주요 가공업체들과 마찬가지로 타이슨은 생후 1일 된 병아리를 양계농에게 공급한다. 태어나서 도살될 때까지 닭은 전 생애를 양계농의 계사에서 살지만, 소유주는 타이슨이다.

타이슨은 사료와 가축병에 관한 서비스를 제공하고 기술적 지원을 한다. 사료 먹이는 스케줄도 정하고, 특정 장비의 구입을 요구하며, 회사의 이런 주문 사항들이 제대로 지켜지는지 확인하는 감독자를 고용한다. 타이슨은 트럭을 임대해 병아리를 실어다 주고, 6주 후에 도살할 만큼 다 자란 닭을 수거해 간다. 가공 공장에서는 타이슨 직원들이 닭을 세고 무게를 단다. 농부의 수입은 타이슨이 세는 숫자, 타이슨이 재는 무게, 타이슨이 제공하여 소비된 사료의 양에 따라 결정된다.

양계농은 땅과 연료, 계사 및 노동력을 제공한다. 한 동에 약 20만 달러나 드는 계사를 지으려면 대부분이 돈을 빌려야 한다. 전형적인 양계농은 15년 동안 닭을 길렀고 세 동의 계사를 지닌 사람으로, 여전히 빚에 쪼들리며 경비를 제하면 1년에 고작 1만 2,000달러를 번다. 미국 양계농의 약 절반이 3년 만에 이 일을 걷어치운다. 타인에게 팔아넘기기도 하고 쫄딱 망하기도 한다. 남부 농촌 깊숙이 들어가보면 버려진 계사들이 여기저기 숱하다.

[40일의 삶, 풀은 구경도 못한다]

노라 스미스는 웨스트버지니아 주에서 닭을 기른다. 타이슨에 닭을 공급하는 농부들과 마찬가지로 그녀의 계사에 있는 닭도 자기 것이 아니다. 타이슨 아닌 다른 회사가 갓 부화된 병아리를 가져다 주고 한 달 조금 더 지나면 거두어 가 도살한다. 닭들이 그녀의 계사에 있는 동안 회사는 언제 모이를 주고 어떻게 닭을 돌봐야 하는지를 지시하고, 회사가 시키는 대로 하는지 확인하는 감독자를 보낸다.

닭을 수거해 간 후 얼마를 지불할지 결정하는 것도 회사다. 노라는 닭값의 결정에 아무런 권한도 없다. 그녀가 애초에 이 사업을 시작한 것은 '독립 양계업자'가 되고 싶어서였다. 닭을 키우면 남편과 함께 편안히 살 수 있으리라고 생각했다. 그러나 지금 노라는 세 가지 다른 일에 매주 60시간을 바치면서도 간신히 적자만 면하고 있다. 몇 년 전 심장발작을 일으킨 남편의 의료보험 비용을 벌기 위해서라도 노라는 부지런히 일해야 한다.

어느 날 아침 노라는 계사 중 하나의 문을 열었다. 건물은 축구장만큼 길고 3만 마리의 닭이 빽빽하게 들어차 있었다. 그토록 많은 닭이 내는 소리는 엄청나게 시끄럽다. 공기 중에는 먼지와 흰 깃털, 그리고 고약한 냄새가 가득했다. 닭들은 생후 19일이 됐다. 이제 18일만 더 살면 끝이다. 삶의 첫날과 마지막 날을 빼고 한 번도 바깥에 나가지 않는다.

닭들은 묵은 프레첼과 쿠키를 섞고 지방을 덮은 회색빛 모이를 먹는다. 닭 사료는 무엇이든 싼 값에 살 수 있는 것으로 만든다. 때로는 소 도축장에서 나온 찌꺼기가 사료에 섞인다. 닭을 잡는 도계장(屠鷄場)에서 나온 부스러기 살, 지방, 피와 뼈가 섞이기도 해 닭이 닭을 먹게 만들기도 한다. 목표는 가능한 한 빨리, 싸게 닭들을 살찌우는 것이다.

자연 상태에서 닭들은 서로를 잡아먹지 않는다. 그들은 풀을 좋아한다. "이 닭들은 평생 한 번도 풀 구경을 못한다."라고 노라는 말했다.

식육가공의 공업화는 닭을 키우는 방법만이 아니라 닭 그 자체를 바꿔버렸다. 1994년에 일본 과학자들은 이 세상 모든 닭이 타일랜드에 살던 적색야계(赤色野鷄, red jungle fowl)로부터 비롯되었다는 사실을 밝혀냈다. 적색야계는 아직도 타일랜드, 파키스탄, 인도 등지 깊은 숲속의 본디 서식지에서 그대로 살고 있다. 색깔이 화려하고 수탉의 깃털은 초록, 빨강과 황금색이다. 오늘날의 닭과 달리 그들은 날 수 있다. 매처럼 높이 솟아오르지는 못하지만 짧은 거리는 난다.

수천 년 전 사람들은 적색야계를 우리에 가두기 시작했다. 처음에는 종교의식에 사용하다가 나중에는 식용으로 썼다. 농부들은 그중 큰 것들끼리 짝짓기를 시켜 오늘날의 닭과 모습이 아주 비슷한, 두툼한 가슴을 가진 품종을 만들어냈다. 살은 많아졌지만 더 이상 날지는 못했다. 포식자들로부터 도망칠 수 없게 된 닭은 여우, 스컹크, 개, 고양이, 매, 그리고 인간의 맛있는 먹이가 되었다.

미스터 맥도날드처럼 패스트푸드용으로 기르는 닭은 가슴이 크고 단기간에 성숙하도록 품종이 개량된 것이다. 1965년께 닭들은 양계장에서 두 달 정도 키우면 무게가 1.5kg쯤 늘었다. 이제는 그 시간의 절반 남짓이면 2.5kg 정도가 는다. 사람의 어린아이가 그런 속도로 체중이 는다면 6살에 130kg이 될 것이다.

어떤 닭은 가슴이 너무 커져서 걷기조차 힘들다(물론 걸을 공간이 있을 때의 얘기지만). 다리는 체중 때문에 구부러지고 체액이 가득 차 있다. 그들은 끊임없는 고통 속에 산다.

그들은 심장병까지 앓는다. 크고 뚱뚱하고 운동을 할 기회가 전혀 없기 때문이다. 노라는 최근 자기 닭들이 얼마나 많이 심장발작을 일으키는지 알고 무척 놀랐다. 이제는 매일 그런 일이 일어나는 듯했다. 심장이 마비된 닭은 눈에 놀란 빛을 띠고 벌떡 일어났다가 죽어 넘어졌다. 죽은 닭을 갈라보면 심장 주위의 두꺼운 지방층을 볼 수 있다. 너무 많은 체중을 너무 빨리 불리기 때문인 게 틀림없다. 노라는 죽은 닭들을 자루에 모아 거름으로 쓴다.

[기절탕, 회전 칼, 데침통]

2006년 한 해 동안 미국인들은 약 90억 마리의 닭을 먹을 것이다. 인구 한 명당 거의 30마리에 이르는 숫자다.

닭을 잡는 일은 결코 즐겁지 않다. 수백 년 동안 농부들이 사용해온 구식 방법은 도끼로 모가지를 자르는 것이었다. 닭이 모가지 없이도 잠시 뛰어다닐 수 있다는 얘기를 들은 적이 있을 것이다. 그건 사실이다. 농부들이 즐기는 광경은 아니지만 말이다.

맥너깃과 KFC 크리스피 스트립을 만들기 위해 도살되는 수십억 마리의 닭은 모가지 없이 뛰어다닐 기회조차 없다. 그들은 거대한 도계장에서 도살되는데, 빠르게 움직이며 수천 마리의 닭을 운반하는 컨베이어 체인에 다리가 묶여 거꾸로 매달린다. 부품을 끼워 맞추는 자동차공장의 조립라인과 달리 현대식 도축장의 생산라인은 해체라인이다. 죽이고 재빨리 분해한다.

노라의 양계장에서 25km 떨어진 곳에 필그림스 프라이드(순례자의 자존심)라는 대단히 미국적인 이름의 회사가 운영하는 도계장이 있다. 그 이름은 건전하고 순수한 제품을 연상시킨다. KFC를 비롯한 패스트푸드 체인들에 닭고기를 파는 회사인데, 노라가 사는 지역의 많은 사람이 이 회사의 닭을 기른다.

도계장은 쇠사슬 울타리를 친 흰색 건물이다. 지붕 이곳저곳에서 작은 굴뚝들이 연기를 피워 올린다. 죽음과 그 과정으로 가득 찬 무서운 곳 같아 보이지는 않는다. 초콜릿이나 정원용 의자 또는 테니스 신발을 만드는 공장처럼 보인다. 큰 트럭들이 들어오고, 거기 가득 실린 닭장 속에서 부스럭거리고 꼬꼬댁거리는 하얀 깃털의 닭들을 보아야 도계장임을 깨닫게 된다.

닭들이 필그림스 프라이드의 도계장에 들어오면 우선 닭장이 컨베이어 벨트 위에 부려져 거꾸로 뒤집힌다. 놀이터의 미끄럼틀처럼 경사진 통로로 닭들이 쏟아져 내려온다. 바닥에 다다르면 일꾼들이 닭의 다리를 잡고 머리 위로 움직이는 컨베이어 체인의 족쇄에 거꾸로 매단다. 때로 닭이 빠져나오려고 발버둥치다가 다리가 부러지기도 한다. 체인은 닭들을 전기가 흐르는 거대한 물탱크로 운반한다.

  물에 담그면 전기로 인해 의식이 없어지게 되어 있다. 전기 쇼크를 제대로 받은 닭은 그 다음에 일어나는 일을 느끼지 못한다. 그러나 몸을 비틀고 날개를 퍼덕여 물에 빠지지 않는 닭도 있고, 물에 빠져도 의식이 멀쩡한 채 나오는 닭도 있다. 몇 년 전 맥도날드는 닭고기 공급업자들이 가공하는 닭 100마리 중 한두 마리는 이 '기절탕'에서 의식을 잃지 않는다는 사실을 인정했다.

  그 다음에 벌어지는 일은 의식 없는 닭에게는 고통스럽지 않지만 아직 깨어 있는 닭에게는 아주 잔혹하다. 체인이 이번엔 닭들을 날카로운 회전 칼 앞으로 데려간다. 거기에서 거의 전부가 목이 베여 죽는다. 그러나 가끔, 아직 깨어 있는 닭이 목을 비틀어 칼을 피하는 경우가 있다. 잠시 후 그 닭은 지극히 고통스러운 죽음을 맞는다. 이번엔 끓는 물탱크 속에 집어넣기 때문이다. '데침통'이라고 부르는 이 물탱크는 닭의 깃털을 벗긴다. 마치 마녀의 부글거리는 솥 같다. 여기서 살아남은 닭은 없다. 어쩌다 그때까지 살아 있던 닭도 끓는 물 속에서 죽는다.

  필그림스 프라이드의 표어는 '매일 양계장에서 갓 들어온 닭'이고 회사 웹사이트에 들어가보면 행복하게 미소 짓는 닭들의 만화도 나온다. 그러나 노라의 양계장 근처에 있는 도계장 안을 찍은 비디오테이프를 보면 미소 지을 일이 없다. 비디오는 닭들이 공장에서 어떻게 취급되는지를 알고 분노한 동물권리보호 운동가가 찍은 것이다.

어떤 날은 너무 많은 닭이 한꺼번에 들이닥쳐 일꾼들이 닭의 다리를 일일이 잡을 시간이 없다. 그러면 머리 위 체인에 매다는 대신 일꾼들은 남은 닭을 벽에다 집어던진다. 벽에 부딪친 닭은 대부분 의식을 잃지만 여전히 꽥꽥대며 퍼덕이는 것도 있다. 비디오는 짜증 난 일꾼이 닭 위에서 뛰며 짓밟거나, 잡아서 벽에 다시 던지는 광경을 보여준다. 동물권리보호 운동가들에 따르면 어떤 일꾼은 세 마리의 닭을 바닥에 놓고 차례로 뛰어올라 밟았다. 그러고는 말했다. "펑펑 소리가 나는 게 재미있어요."

도계장의 이 같은 잔인함은 생산라인이 너무 빨리 움직이고 일꾼들을 제대로 감독하지 않기 때문에 생긴다. 미국의 도계장들은 잘 운영되는 곳에서조차 불필요한 고통을 닭들에게 준다. 유럽의 도계장에서는 닭장을 뒤집어 닭을 쏟거나 체인에 매달거나 전기

기절탕에 집어넣는 짓은 하지 않는다. 닭들이 든 나무 상자를 밀폐된 방에 넣은 다음 가스를 흘려 고통 없이 의식을 잃게 만든다.

이 같은 '공기조절에 의한 기절' 시스템을 사용하는 도축장에서는 일꾼들이 산 닭을 취급하는 일이 없다. 닭들이 산 채로 끓여지는 일도 결코 없다. 2005년 7월 맥도날드 사가 내놓은 공기조절 기절에 관한 연구 보고에 따르면 그것이 전기 기절탕보다 효율적이고 닭과 일꾼들에게 좋으면서도 고기의 질을 떨어뜨리지 않는다고 했다. 그렇지만 비용은 더 많이 든다. 그래서 맥도날드는 닭고기 공급업자들에게 족쇄나 기절탕을 없애라고 요구할 계획이 없다.

[도축장은 아직 정글이다]

도계장도 험악하지만 소 도축장은 더 끔찍하다. 오늘날의 닭은 크기가 거의 같아서 도살 작업이 대부분 기계화될 수 있다. 그러나 소는 아직도 크기와 형태가 다양하다. 무게가 수백 킬로그램씩 차이가 난다. 그 결과 도축장의 많은 일을 손으로 해야 한다.

일꾼이 실수하면 소가 불필요한 고통을 겪고, 자신이 다치거나 고기가 오염되기도 한다. 이런 공장에서 작업하는 것은 위험하고 불쾌한 일이다. 믿기 어려운 사실이지만, 초고속 컴퓨터와 초소형 휴대전화기의 시대인 21세기 초에 가축 도살에서 가장 중요한 연장은 아직도 날카로운 칼이다.

도축장 일이 위험하다는 것은 전혀 새로운 사실이 아니다. 100년 전에 소설가 업턴 싱클레어는 당시 식육가공의 중심지였던 시카고로 가서 동유럽 출신의 가난한 이민자들이 시카고 도축장에서 학대받는 실태를 조사했다. 거기서 목격한 사실들에 분노한 싱클레어는 자신의 조사에 근거해서 『정글』이란 소설을 썼다.

소설은 도축장에서 일꾼들이 직면하는 수많은 공포를 묘사하고 있다. 등과 어깨의 극심한 부상, 칼에 의한 깊은 상처, 팔이나 다리의 절단, 독성 화학물질에의 노출, 그리고 일꾼 하나가 사고로 큰 통에 빠져 라드, 즉 돼지기름이 되어버린 절대로 잊을 수 없는 얘기도 있다. 공장은 작업을 계속했고 문제의 라드는 사람들에게 판매됐다. 도축장에서 인간들은 쉽게 대체될 수 있고 내버릴 수도 있는 "거대한 가공기계의 한 부품"이 되어버렸다고 싱클레어는 주장했다.

『정글』은 고기를 먹는 모든 사람의 건강을 위협하는 더러운 작업 환경에 관해서도 묘사했다. "이건 동화도 아니고 농담도 아니다. 고기를 삽으로 떠서 카트에 담는다. 삽질을 하는 사람은 쥐를 발견해도 끄집어낼 생각을 않는다. 소시지에 들어가는 온갖 것들을 보면 약을 먹은 쥐 정도는 아무것도 아니다."라고 싱클레어는 썼다.

병든 가축을 도살하고 가공하는 것 또한 다반사였다. 그 밖에도 구역질 나는 구체적 사항들이 소설에 가득하다. 상한 고기의 고약한 냄새를 감추기 위해 붕사와 글리세린 같은 화학약품이 사용됐다. 깡통 쇠고기는 고의적으로 라벨에 거짓 내용을 적었다. 화장실에 가야 하는 일꾼들에게 시간을 주지 않아 도축장 바닥에 바로 소변을 볼 수밖에 없었다. 사람들이 곧 먹게 될 고기 옆에서.

『정글』은 1906년 출판되자마자 엄청난 베스트셀러가 됐다. 쇠고기 트러스트의 정육회사들은 즉각 책을 공격했고 싱클레어를 거짓말쟁이라고 비난했다. 『정글』을 읽은 시어도어 루즈벨트 대통령은 그 책의 주장들에 대한 독립적인 조사를 지시했다. 정부 조사관들이 책 내용이 정확하다고 나중에 보고하자 대통령은 진노했다.

정육업계의 강력한 반대에도 불구하고 루즈벨트는 1906년 식육검사법과 순정식품 및 의약품법의 제정을 강력히 추진했다. 싸움에서 그가 이겨 법안들이 의회를 통과했다. 미국 정부는 정육업계를 규제하고 쇠고기의 안전성을 확보할 힘을 처음으로 갖게 됐다.

업턴 싱클레어는 자기 책 덕분에 식품 안전에 관한 새로운 법들이 제정된 게 기뻤지만 불쌍한 정육업 노동자들을 돕는 조처는 전혀 없었다는 데 몹시 실망했다. 노동자들에 대한 동정심을 유발하기 위해 『정글』을 썼는데 쇠고기의 불결함에 대한 소동만 일으킨 것이었다. 훗날 싱클레어는 이렇게 썼다. "나는 사람들의 가슴을 겨냥했는데 어쩌다 보니 그들의 위장을 치고 말았다."

미국 도축장의 환경이 개선되는 데는 수십 년이 걸렸다. 노동조합은 임금인상, 의료혜택, 작업장 안전수칙 등을 놓고 정육회사들과 투쟁했다. 1950년대에는 노조의 승리가 대체로 굳어져 있었다. 도축장 작업은 여전히 더럽고 불쾌했지만, 마침내 좋은 일자리가 되었다. 실제로 그들은 얼마 후 미국의 공장노동자들 중 가장 보수가 높아졌다.

다치면 의료혜택을 잘 받았다. 생산라인이 너무 빨리 움직이면 좀 늦추자고 요청할 수도 있었다. 임금은 노동자와 그 가족이 괜찮은 중산층 생활을 하기에 충분했다. 밥벌이로 괜찮은 직장이라고 생각되었다. 취직 신청을 해놓고 공장에 자리가 비기를 기다리는 사람들도 많았다.

1970년대에 미국 정육회사 노동자들의 처지는 악화되었다. 정육회사들이 패스트푸드 업계의 필요에 맞추느라 대형화하면서 임금을 깎기 시작했다. 도축장을 노조가 강한 시카고 같은 대도시에서 노조가 약한 시골로 옮겼다. 대부분 불법체류자인 멕시코 출신의 가난한 노동자들을 고용했다. 그리고 생산라인의 속도를 올렸다.

IBP라는 회사는 정육업 노동자들의 처지를 바꾸는 일에 앞장을 섰다. 노조를 깨고, 의료혜택을 줄이고, 임금을 최고 50%나 깎았다. 경쟁 기업들은 IBP의 비용절감 전략을 따라갈 수밖에 없었다. 아니면 망할 테니까.

패스트푸드 체인이 전국으로 퍼져나가는 가운데, 그 모든 와퍼와 빅맥에 들어가는 고기를 생산하는 노동자들은 수입이 곤두박질치는데도 일은 점점 더 힘들어지는 현상에 직면했다. 오늘날 정육업 노동자들은 미국의 공장노동자 중 가장 월급이 낮은 축에 속한다. 일은 가장 위험한 편이다. 취직하려고 기다리는 긴 줄은 이제 없다. 현재 이 업종의 노동자는 겨우 1년 일하고 그만두거나 해고당하는 것이 보통이다.

[날마다 칼질 1만 번]

　미국에서는 노동자가 심하게 다치면 직업안전위생관리국(OSHA)이라는 정부 기관이 사고 원인에 대한 보고서를 작성하는 수가 많다. 이런 보고서의 제목에 요약된 사고 내용만 보아도 도축장의 노동자가 매일 직면하는 잠재적 위험에 대해 감을 잡을 수 있다.

　톱에서 나온 기름에 불이 붙어 심하게 화상을 입거나, 날아온 칼에 목이 베이거나, 소시지 기계에(또는 고기 혼합기, 기요틴 칼날 등에) 손가락이 잘리며, 고기 거는 갈고리에 맞아 눈을 다치거나, 고기 가는 기계의 나사 모양 날에 팔이 잘리고, 고기를 부드럽게 하는 연육기에 팔이 끼여 잘리거나, 쇠기름 불 또는 탱크의 뜨거운 용액에 화상을 입는다. 고기 가는 기계에 팔이 끼여 죽고, 컨베이어에 머리가 부숴져 죽기도 한다. 암모니아 유출로 한 녕이 죽고 여덟 명이 다치기도 했으며, 가축을 기절시키는 스턴총에 죽은 사람도 있다.

　심각한 사고가 매일 나는 것은 아니다. 그러나 사고 가능성은 항상 존재한다. 소 도축장에 가보면 작업의 위험성이 쉽게 눈에 뜨인다. 수백 명의 노동자가—반쯤은 여자이고 거의 전부가 젊은 중남미계인데—길고 가느다란 칼로 고기를 자른다. 가슴 높이의 테이블 앞에 서서 컨베이어 벨트에 실려 오는 고깃덩어리를 집어 기름을 제거한 후 다시 벨트에 올려놓고 찌꺼기는 그 위의 다른 벨트에 올려놓는다. 그러고 나서 다음 고깃덩어리를 집는데, 이 모든 과정이 몇 초 만에 이루어진다.

작업장은 냉방이 되어 온도가 섭씨 5도 정도를 유지하지만 땀 흘리는 사람이 많다. 수백 명이 바짝 붙어 서서 끊임없이 자른다. 안전모와 흰 가운, 움직이는 칼의 번득임. 아무도 미소 짓거나 잡담하지 않는다. 뒤처질까봐 마음이 바쁘다.

공장의 다른 쪽에서는 반으로 잘린 소가 머리 위 트롤리에 매달려 흔들거리며 남자들 앞으로 다가온다. 작업자들은 각기 한 손에 큰 칼을, 다른 손엔 강철 갈고리를 들고 있다. 갈고리로 고기를 끌어다가 맹렬히 칼질을 한다.

그들이 씩씩대며 있는 힘을 다해 고기를 잘라댈 때, 그곳은 갑자기 다르게 느껴진다. 더 이상 현대식 공장 같지 않다. 기계야 있든 없든 중요하지 않다. 거기서 벌어지고 있는 일은 어떤 식으로든 수천 년 동안 지속되어 온 일이다. 고기, 갈고리, 칼, 어떻게든 뼈에서 더 많은 살을 발라내려고 애쓰는 사람들.

소의 머리에 압축공기총으로 쇠볼트를 쏘는 등의 방법으로 의식을 잃게 하는 사람, 컨베이어 체인에 달린 족쇄에 소를 거꾸로 거는 사람, 칼로 경동맥을 끊어 죽이는 사람, 털을 제거하는 사람, 가죽을 벗기는 사람, 고기를 세로로 가르는 사람, 내장을 끄집어내는 사람, 엉덩이를 자르는 사람, 대가리를 치는 사람……일꾼들의 분업 내용 몇 가지만 들어보아도 살벌함이 느껴진다. 500kg이 넘는 소가 주로 손으로 조각조각 해체된다. 도축장의 노동자들이 가장 많이 입는 상처가 칼에 베이는 것이다. 실수로 자신을 찌르고, 가까이 있는 다른 사람을 찌르기도 한다. 2~3초에 한 번씩 같은 칼질을 하는 사람이 많은데, 이렇게 하루 8시간을 일하면 1만 번의 칼질이 된다.

어떤 작업이든 그 정도로 반복하고 게다가 매일같이 그런다면 제 몸을 다치지 않을 수 없다. 도축장 노동자들은 허리, 어깨, 팔목에 자주 문제가 생기며, 집게손가락이 굽어서 펴지지 않는 사람도 적잖다. 칼이 무뎌지면 근육과 관절과 신경에 추가의 압력을 가하게 된다. 그러면 칼을 쓰는 손에서부터 척추까지 온통 통증을 느낄 수 있다.

노동자들은 작업이 끝난 후 칼을 집에 가져가는 경우가 많다. 이들은 하루에 적어도 40분 동안 칼을 간다.

[노동자는 일회용품이다]

오늘날 도축장 사고의 가장 큰 원인은 아마 소를 해체하는 라인의 속도에 있을 것이다. 옛날의 공장들은 한 시간에 50마리 정도를 도살했다. 30년 전 시골의 새 공장들은 시간당 175마리였다. 요즘의 일부 공장은 시간당 400마리를 도살한다. 매분 예닐곱 마리의 큰 소가 생산라인으로 보내지면 일꾼들은 뒤처지지 않으려고 안간힘을 쓰며 살을 자르고 저며낸다. 속도가 빨라질수록 다칠 위험도 높아진다.

라인이 그렇게 빨리 움직이는 이유는 간단히 설명할 수 있다. 일단 도축장이 일꾼들을 두루 갖추고 돌아가기 시작하면 그것의 수익은 라인의 속도와 직결된다. 속도가 빠를수록 회사의 수익은 커진다.

OSHA는 미국 작업장의 안전을 확인할 의무가 있다. 그러나 정육업계는 의회에 있는 친구들을 통해 OSHA가 검사를 자주 안 하고 벌금도 낮게 매기도록 손을 썼다. 노동자 한 명이 사망했을 때 OSHA가 매길 수 있는 벌금의 최고 액수는 7만 달러다. 많아 보일 수도 있다. 그러나 세계 최대의 정육회사가 된 타이슨이 해마다 그 돈의 40만 배(약 270억 달러)나 되는 이익금을 챙긴다는 사실을 염두에 두라.

OSHA는 부주의나 무모함으로 직원을 위험에 빠뜨리는 정육회사 경영진을 범법행위로 고발할 권한을 갖고 있다. 그러나 그 권한을 사용하는 경우는 거의 없다. OSHA 안전수칙을 고의적으로 무시함으로써 노동자가 다치게 만들었다는 이유로 정육회사 중역이 고발당할 확률은 그가 복권에 당첨될 확률보다도 낮다.

노조가 강했던 시기에 노동자들은 라인의 속도가 너무 빠르거나 부상을 당했을 때 해고될 걱정 없이 불평할 수 있었다. 이제는 노조에 가입하지 않은 사람이 많고, 가입했더라도 불평하기를 꺼린다. 대부분의 노동자가 멕시코에서 갓 이민 온 사람들로, 영어를 잘 못한다. 그중 다수가 미국 체류에 필요한 서류가 없는 불법이민자다.

그리고 정육회사의 노동자들은 흔히 '임의로' 고용되는데, 이는 경고 없이 아무 때든, 무슨 이유로든 해고할 수 있다는 의미다. 그 같은 처지에서는 잘못된 일에 대해 불평하기가 어렵다. 일자리를 구해 먼 길을 온 노동자들은 부양해야 할 가족이 있고, 멕시코에서보다 미국의 도축장에서 훨씬 많은 돈을 벌 수 있다. 불평하다가 혹시라도 모든 것을 잃을까 봐 두려워하는 걸 이해할 만하다. 그들은 부상해도 당국에 신고하지 말라는 압력을 엄청나게 받는다.

노동자가 부상을 신고하지 않기로 합의하면 작업관리자는 그에게 한동안 좀 쉬운 일거리를 주는 게 보통이다. 상처가 나을 시간을 주는 것이다. 부상이 심각한 경우, 멕시코인 노동자라면 잠시 집에 돌아가서 요양하다 올 수도 있다. 이런 불문율에 복종하는 사람은 계속 일할 수 있다. 복종하지 않는 자는 벌을 받거나 해고된다.

순전히 사업적인 관점에서 보자면, 다친 노동자는 이익을 내는 데 도움이 되지 않는다. 그들은 생산성이 낮아진다. 그들을 내보내고 치료비 지불을 거부하는 게 합리적이다. 새 일꾼을 언제든지 구할 수 있고 훈련 비용도 별로 안 들 때는 특히 그렇다. 다친 일꾼에게는 흔히 도축장에서 제일 하기 싫어하는 일을 준다. 시간당 임금도 깎는다. 그리고 다양한 수단을 동원해 그들이 그만두도록 유도한다. 몸 다치고, 직장 잃고, 육체노동을 더 이상 할 수 없게 된 이들은 빈곤의 나락으로 떨어지게 마련이다.

[체인처럼 식중독도 거대화]

1993년 1월, 워싱턴 주 시애틀 시의 한 병원에는 피가 섞인 심한 설사 증세를 보이는 어린이 환자가 이상하게 많이 들어왔다. 일부는 신장 손상을 일으키는 희귀한 장애를 보이기도 했다. 보건당국 직원들은 이 어린이 환자들이 패스트푸드 체인인 잭인더박스의 그 지역 매장들에서 덜 익힌 햄버거를 먹었다는 사실을 곧 알게 되었다.

매장의 햄버거 고기를 검사한 결과 'E. 콜리 O-157:H7' 이라는 균이 발견됐다. 심한 식중독을 일으킬 수 있는 박테리아다. 잭인더박스는 즉각 산하 매장에서 오염된 고기를 회수했다. 그럼에도 불구하고 적어도 4개 주에서 700명 이상이 잭인더박스 햄버거를 먹고 탈이 났고, 200명 가까운 사람이 입원 치료를 했으며, 4명이 죽었다. 피해자 대부분은 어린이였다.

처음 발병한 어린이 중 하나인 로렌 베스 루돌프는 크리스마스 1주일 전에 잭인더박스에서 햄버거를 먹었다. 로렌은 크리스마스이브에 병원에 입원해 엄청난 고통과 세 번의 심장발작을 겪은 후 1992년 12월 28일 엄마의 품에서 죽었다. 겨우 6살이었다.

잭인더박스 사건은 텔레비전과 신문의 집중적 보도를 통해 많은 사람들에게 O-157균의 위험성을 깨닫게 했다. 잭인더박스 체인은 거의 문을 닫을 뻔했다. 그러나 이것이 패스트푸드 햄버거와 O-157균이 관련된 최초의 사건은 아니었다.

1982년 수십 명의 아이들이 오리건 주와 미시간 주의 맥도날드 식당에서 파는 오염된 햄버거를 먹고 탈이 났다. 맥도날드 사는 조용히 정부 조사에 협조해 O-157균에 감염된 간 쇠고기 샘플을 제공했다. 문제의 세균을 심각한 질병과 연관시킨 최초의 샘플이었다. 그러나 대중에겐 자기네의 햄버거가 병을 일으켰다는 사실을 부인했다. 맥도날드 사 대변인은 "두 곳의 작은 마을에서 있은 소수의 설사 사례가 우리 식당과 통계적 연관성이 있을 가능성"만 인정했다.

미국에서는 음식으로 인해 매일 약 20만 명이 탈이 나고, 900명이 입원하며, 14명이 죽는다. 해마다 미국 인구의 4분의 1 이상이 식중독을 겪는 것이다. 이런 사례의 대부분은 적절하게 진단되지도 않고 당국에 보고되지도 않는다. 발견되고 확인되는 광범한 발병 사태는 실제로 일어나는 식중독 건수의 극히 일부분에 불과하다.

음식 때문에 병이 난 사람들의 숫자가 지난 수십 년간 증가했다는 뚜렷한 증거가 있다. 그런 증가의 상당 부분은 미국에서 식품이 생산되는 방식이 바뀐 탓이다.

한 세대 전에는 식중독이란 작은 모임들, 이를테면 교회에서 먹는 저녁, 가족 피크닉, 결혼 피로연 같은 데서나 발생하는 게 보통이었다. 오염된 음식이 한정된 집단에서 탈을 내는 형태다. 이런 일은 아직도 일어난다. 그러나 오늘날 미국의 식품가공 시스템은 전혀 다른 종류의 발병 양태를 만들어냈다. 잠재적으로 수백만 명이 식중독에 걸릴 수 있게 된 것이다.

[고기와 정치인의 상부상조]

가축 비육장과 도축장, 햄버거 고기를 가는 공장들이 모두 거대해짐에 따라 O-157균을 포함한 나쁜 세균들이 전국적인 식품 공급을 통해 쉽게 퍼질 수 있게 됐다. 1970년대에는 미국에 수천 개의 작은 도축장이 있었다. 요즘은 13개의 대형 도축장이 3억 가까운 미국인이 먹는 쇠고기의 대부분을 공급한다.

미국의 패스트푸드 체인에 쇠고기를 공급하기 위해 생긴 식육가공 시스템은 산업구조 전체가 체인들의 필요에 부응하도록 짜여졌다. 어마어마한 양의 똑같은 간 쇠고기를 만들어 공급함으로써 모든 햄버거가 같은 맛이 되게 하는 이 시스템은 질병을 퍼뜨리는 데도 대단히 효율적임이 드러났다.

의료계의 연구자들이 현대의 식품가공 방식과 식중독 증가 사이의 연관을 지적하고 있는데도 미국의 주요 정육회사들은 엄격한 식품안전법을 통과시키려는 정부의 노력에 극력 반대한다. 오랫동안 정육업계는 대부분의 소비제품 제조업체에 적용되는 규칙들조차 피해왔다. 불량 장난감이 어떤 식으로든 어린아이에게 위험할 수 있을 때, 예를 들어 부품이 쉽게 떨어져 아이들이 삼킬 수 있다든지 할 경우에 미국 정부는 그 장난감을 상점에서 전부 회수하라고 요구할 수 있다.

그러나 오염되었으며 심하면 치명적일 수 있는 간 쇠고기를 패스트푸드 주방과 슈퍼마켓에서 회수하라고 정육회사에 명령할 수는 없다. 그 고기 탓에 아이들이 죽을지 몰라도 말이다. 상한 고기임을 알면서 판매한 회사에 벌금을 물리는 일조차 할 수 없다.

"코끼리를 혹사한다고 서커스단에 벌금을 부과할 수는 있다. 그러나 식품안전 기준을 어긴 회사에는 벌금을 못 물린다."라고 미국 농업부장관도 언젠가 인정했다.

정육회사들이 엄격한 식품안전 규칙을 피할 수 있은 것은 의회 의원들과의 긴밀한 관계 덕이었다. 자기네 입장을 지지하는 정치인들에게 내는 후원금이 매년 수백만 달러에 이른다. 정육회사도 사람들이 아프기를 바라지는 않는다. 그러나 문제 있는 고기가 사람들을 아프게 했을 때 법적 책임을 지는 일도 원치 않는다. 법적으로 책임을 진다는 것은 그들의 고기를 먹고 병에 걸린 모든 사람의 치료비를 회사가 내야 함을 의미한다.

지금의 업계 태도는 1백 년 전과 거의 다를 바 없다. 당시 쇠고기 트러스트의 구성원 한 사람은 자기 회사가 1906년의 식육검사법을 반대하는 이유에 대해 의회에서 이렇게 말했다. "우리가 물어야 할 비용이 한없이 많아질 것입니다. 말이야 바른 말이지, 우리는 지불할 만한 것은 다 지불하고 있습니다."

[세균은 거침없이 나돈다]

오염의 위험은 비육장에서 시작된다. 본디의 거주지인 초원에서 멀리 떨어진 가축들은 비육장에서 온갖 질병에 걸리기 쉽다. 운동은 거의 못하고 똥 무더기 속에서 산다.

"더러운 음식과 더러운 물을 먹으면 안 된다. 그런데도 우리는 동물들에겐 더러운 음식과 더러운 물을 줘도 괜찮다고 생각한다." 정부 보건당국자의 말이다. 현대의 비육장은 세균이 동물들 사이에서 쉽게 퍼지는 장소가 되어버렸다. O-157균은 소들의 여물통에서 살 수 있고 똥 속에서 90일까지 생존할 수 있다.

감염된 소의 세균은 비육장뿐 아니라 도축장과 고기 가는 곳에서도 퍼질 수 있다. 도축장에서 고기를 오염시킬 가능성이 특히 높은 작업은 가죽과 내장을 제거하는 일이다. 가죽이 깨끗이 씻기지 않았으면 오물과 똥의 덩어리들이 고기에 떨어질 수 있다. 내장은 아직도 손으로 끄집어낸다. 조심하지 않으면 위와 창자의 내용물이 사방에 쏟아진다.

생산라인의 빠른 속도는 그 작업을 훨씬 더 힘들게 만든다. '내장 작업대'의 노동자 한 사람이 한 시간에 소 60마리의 내장을 떼어내기도 한다. 그 일을 제대로 하는 데는 상당한 기술이 필요하다. 잘못하면 세균으로 가득 찬 위의 내용물이 고기 위로 쏟아진다.

칼은 몇 분에 한 번씩 세척하고 소독해야 하지만, 바쁘다 보면 잊기 쉽다. 오염된 칼은 닿는 곳마다 세균을 퍼뜨린다. 라인이 빨리 움직일수록 일꾼들이 실수할 가능성이 더 높아진다.

감염이 확산될 위험은 고기를 갈 때 더 커진다. 한 세대 전에 동네 푸줏간 주인들은 팔다 남은 고기나 부스러기로 햄버거 고기를 만들었다. 간 쇠고기(분쇄육)는 그 지역에서 팔렸고, 그 지역에서 도살한 소의 고기로 만드는 경우가 많았다. 오늘날은 거대한 도축장과 고기 가는 공장들이 분쇄육 생산을 거의 독점한다. 현대식 공장은 하루에 거의 450t의 햄버거 고기를 생산할 수 있다. 그것은 미국 전역만이 아니라 해외에까지 실려 나간다. O-157균에 감염된 단 한 마리의 소가 간 쇠고기 15t 가까이를 오염시킬 수 있다.

상황을 더 나쁘게 만드는 것은 간 쇠고기의 약 4분의 1을 만드는 데 쓰이는 젖소가 소들 중에서도 병에 걸릴 확률이 가장 높다는 사실이다. 젖소는 20년 이상 살 수 있는데 우유 생산량이 줄어들기 시작하는 네 살에서 여섯 살 사이에 흔히 도살된다. 맥도날드는 햄버거 고기를 젖소에 크게 의존한다. 상대적으로 싸고 고기에 기름기가 적어서다.

작은 푸줏간의 뒷방에서 쇠고기 부스러기를 갈아 햄버거용 고기를 만들던 시절은 오래전에 지났다. 수많은 소의 고기를 한데 섞어서 가는 공장들이 O-157균을 퍼뜨리는 데 결정적인 역할을 했다. 패스트푸드 햄버거 한 개에는 이제 수백 마리, 아니 수천 마리 다른 소의 고기가 들어 있을지도 모른다.

어린이들은 간 쇠고기를 먹을 때 충분히 익혔는지 확인해야 한다. 바싹 구워졌어야 한다. 분홍색으로 보이는 살점이 한 조각이라도 있어서는 안 된다. 고기를 완전히 익히면 O-157 같은 세균을 죽일 수 있다.

그런다 해도 한 가지 입맛 떨어지는 사실은 남는다. 세균이 비육장에서 어떻게 퍼지며 도축장에서는 어떻게 퍼지고 햄버거 공장에서는 또 어떻게 퍼지는지를 말해주는 온갖 복잡한 과학적 해설들이 있지만, 그 배경에는 햄버거를 먹으면 왜 심각한 병에 걸릴 수 있는지에 대한 아주 간단한 설명이 있다. 고기에 똥이 묻었기 때문이다.

[돼지들 죽음을 따돌리다]

   닭들은 매우 어리석다. 소는 그보다 영리하고, 돼지는 머리가 상당히 좋은 편이다. 실제로 돼지는 개보다도 똑똑하다. 돼지는 또한 예민하고 매우 사회적인 동물이다. 많은 사람의 생각과는 반대로 돼지는 깨끗한 것을 좋아한다. 진흙탕에 뒹구는 것은 더운 날 몸을 식힐 때만이다.

   농부들은 수천 년 동안 돼지를 길렀다. 고기나 베이컨, 햄으로 만들 때까지는 마음대로 돌아다닐 수 있게 놓아먹였다. 그러나 지난 20년 동안 돼지들은 농장이라기보다 감옥 같은 거대한 실내 돼지공장에서 사육되었다. 어미 돼지들은 너무나 좁아서 걷기는커녕 돌아서지도 못하는 우리 안에 몇 달씩 갇혀 있기 일쑤다. 새끼 돼지들은 생후 3주면 어미에게서 떨어진다. 야생에서보다 석 달이나 빨리 어미와 헤어지는 것이다.

   새끼들은 바닥이 철제인 우리에 집어넣어진다. 이들은 천성이 상냥하지만 우리가 너무 붐비다 보니 서로 꼬리를 물어뜯기 시작한다. 상처와 감염을 피하기 위해 일꾼들이 새끼의 꼬리를 잘라버린다.

   돼지, 소, 닭이 도축장으로 죽으러 가면서 무슨 생각을 하는지는 과학자들도 전혀 알지 못한다. 곧 무슨 일이 일어날지를 가축들이 알 것 같지는 않다. 농장에서 기르는 동물들은 거의가 얌전한 종으로 교배돼왔고, 대부분의 경우에 감정이 없는 듯 보인다. 그러나 소가 놀랐을 때는 금방 알 수 있다. 큰 소리로 울기 때문이다.

   최신 도축장들은 소가 긴장 없이 조용하게 운명의 순간을 향해 걸어가게끔 설계됐다. 도축장으로 들어가는 비탈진 통로는 소들이 저 앞쪽을 볼 수 없도록 굽어 있고 양 옆이 벽으로 막혔다. 대부분의 가축은 자기가 곧 고기 조각으로 변한다는 사실을 알지 못하지만, 어쩌다 한 마리가 사태를 정확히 파악하는 경우가 있다.

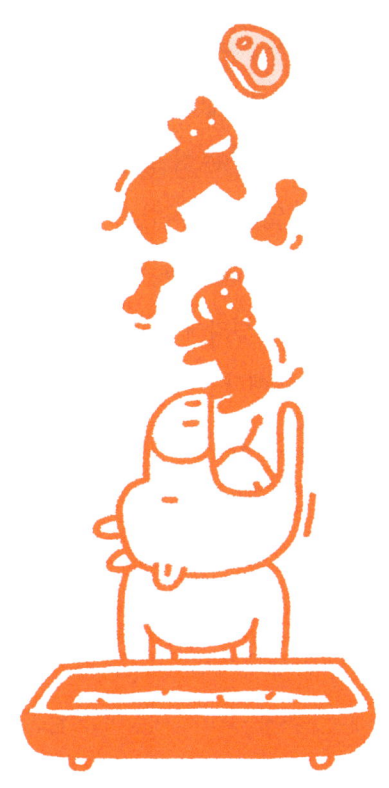

1998년 1월 8일, 영국 맘즈베리에 있는 V&G 뉴먼 도축장에서 돼지 두 마리가 도살되기 몇 분 전에 울타리 구멍을 비비적거리고 빠져나가 근처의 강을 건너 도망쳤다. 신문들은 곧 이 둘을 '부치와 선댄스'라고 불렀다. 영화 「부치 캐시디 앤드 더 선댄스 키드(내일을 향해 쏴라)」의 주인공인 미국 서부의 무법자들에게서 따온 별명이다.

텔레비전 방송국 사람들과 경찰, 동물보호 운동가들이 집중수색을 펼쳤지만 부치와 선댄스는 일주일 넘게 자유로이 돌아다녔다. 선댄스는 마침내 구석에 몰려 마취용 다트를 맞고 잠이 들었다. 부치는 어느 집 뒷마당에서 먹을 것을 찾다가 발견됐다. 부치는 암컷임이 밝혀졌다. 사람들은 부치가 선댄스의 여자친구라고 생각했다.

영국 신문 「데일리 메일」이 둘을 사서 켄트에 있는 농장에 기증했다. 부치와 선댄스는 이 글을 쓰는 지금도 거기서 즐겁게 살고 있다. 바깥에서 놀고 일광욕도 하면서.

몇 년 전 에밀리라는 이름의 미국 젖소도 비슷하게 용감한 도주를 시도했다. 두 살밖에 안 된 암소였는데도 주인은 우유를 충분히 생산하지 못한다고 매사추세츠 주 홉킨턴에 있는 도축장으로 보냈다. 1995년 11월 14일, 에밀리는 도축장 마당에 다른 소들과 함께 줄을 서 있었다. 건물 안으로 들어가기 직전에 에밀리는 도망치기로 했다. 일꾼들 말에 따르면 높이 1.5m의 울타리를 뛰어넘고 계속 달려서 숲 속으로 사라졌다는 것이다.

한 달 넘게 에밀리는 숲에서 사슴 떼와 어울려 먹이를 찾으며 살았다. 채식주의자 부부가 에밀리를 발견하고는 가족으로 삼아 자기들 농장으로 데려갔다. 근처 학교의 아이들도 에밀리를 돌봤다. 인도에서 힌두교 사제단이 와서 에밀리를 성스러운 소로 축복했다. 2003년 에밀리가 죽자 수십 명이 장례식에 참석했으며, 무덤에는 나중에 동상도 세워졌다.

패스트푸드 중독 7

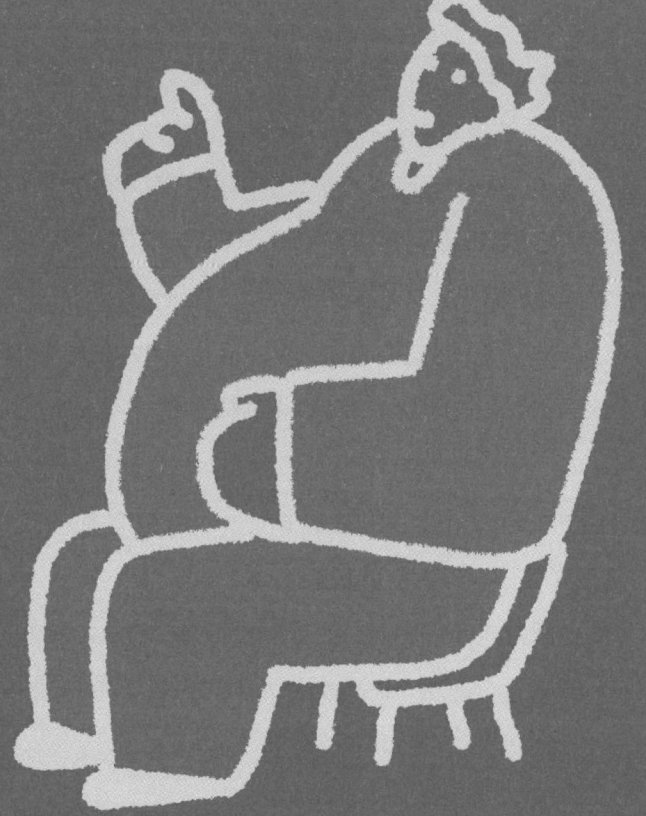

[삶에서 가장 힘든 결정]

2004년 7월 어느 뜨거운 아침, 샘 패브리컨트는 라스베이거스에 있는 미라지 호텔의 침대에 앉아 있었다. 그는 자기 인생에서 가장 힘든 결정을 눈앞에 두고 있었다. 샘과 쌍둥이인 찰리도 엄마와 함께 옆에 앉아 있었다. 가족 휴가의 마지막 날이었다. 일리노이 주 버펄로그로브의 집으로 돌아가기 전에 샘은 마음을 정해야 했다.

가족은 그에게 위 바이패스 수술(병적인 비만에 대한 외과적 요법 중의 하나로, 봉합 등을 통해 위의 극히 일부만 기능을 하도록 만들고 장과 바로 연결시키는 수술. '바이패스'는 우회로라는 뜻)을 권했다. 막 열여섯이 된 샘은 체중이 130kg이나 나갔다. 수술은 그의 위를 미식축구공 크기에서 골프공 크기로 줄일 것이었다. 따라서 작은창자에서 흡수되는 음식의 양도 제한될 뿐 아니라 샘 자신이 식욕이 줄어 체중이 감소하게 될 터였다. 그러나 수술에는 위험도 좀 있었다. 뭔가 잘못되면 죽을지도 몰랐다.

샘은 휴가 동안은 수술에 대해 생각지 않기로 했다. 즐기기 위한 여행이었다. 미라지는 라스베이거스에서 가장 유명한 호텔 중 하나다. 수영장, 게임 룸, 카지노, 지크프리트와 로이가 만든 흰 호랑이 서식지, 거대한 수조에서 헤엄치는 돌고래…… 밤이면 인공화산에서 15분에 한 번씩 불길이 30m나 치솟았다.

샘은 미라지 근처를 돌아다니며 상점에 들르고 식당에서 음식을 사먹으며 즐거운 시간을 보냈다. 오랫동안 호텔 매니저를 꿈꿨기에 미라지 호텔 창립자인 스티브 윈에게 편지도 보냈었다. 윈을 아직도 매우 존경하지만, 샘은 꿈을 바꿨다. 이제는 고등학교 역사 교사가 되고 싶다. 미라지에서의 신나는 놀이에도 불구하고 이번 여행은 씁쓸하게 끝나가고 있었다. 샘은 지난 한해 동안 체중이 더 많이 불었음을 떠올리고는 슬퍼졌다.

어렸을 때 샘은 말랐었다. 식구들은 그를 '콩나물'이라고 불렀다. 10살쯤부터 살이 찌기 시작했다. 집에서도 많이 먹었고 나가서는 패스트푸드 식당에 가기를 즐겼다. 열서넛 때부터는 일주일에 서너 번 패스트푸드 식당에 갔다. 장시간 일을 하는 부모는 샘을 방과 후에 맥도날드로 잘 데려갔다. 샘은 햄버거 두 개와 감자튀김을 시키곤 했다. 청량음료도 많이 마셨다. 하루에 약 2l씩이나.

샘의 식습관은 학교에선 그리 별난 편도 아니었다. 매일 오전 11시 10분, 4교시 수업 종료를 알리는 버저가 버펄로그로브 고등학교에 울려 퍼진다. 그 버저를 학교 종소리라고 하는 사람들도 있지만, 그건 종소리하고는 전혀 달랐다. 맥도날드 감자튀김이 다 튀겨졌을 때 기계가 내는 소리하고 비슷했다. 하긴 그 말도 그럴듯했다. 바로 길 건너에 있는 맥도날드 식당에서 감자튀김 기계가 종일 그 소리를 내고 있으니.

4교시가 끝나자마자 학생들은 빅맥, 맥너깃, 맥플러리를 먹으러 달려간다. 버펄로그로브의 맥도날드 매장은 때로 햄버거를 단돈 25센트에, 치즈버거를 35센트에 판다. 아이들은 버거를 한 번에 대여섯 개 사기도 한다.

패스트푸드 점심을 먹기 위해 던디 로드를 뛰어서 건너는 학생들은 신

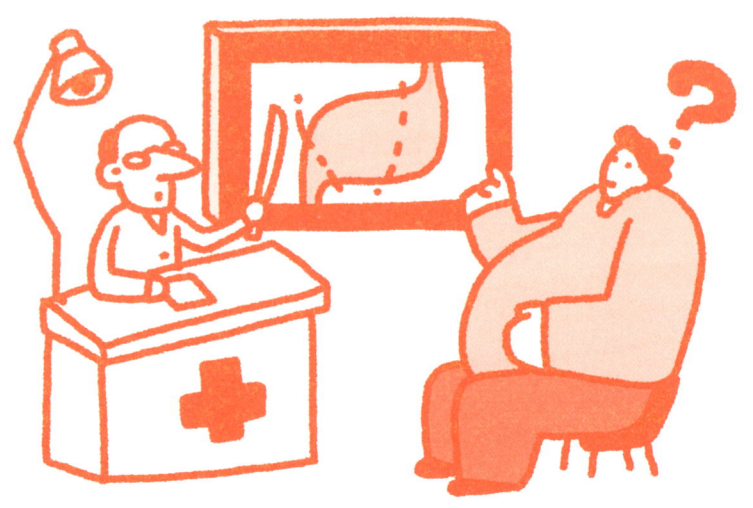

호등을 무시하기 일쑤다. 던디 로드에서 차에 치인 한 아이는 앰뷸런스에 실리면서도 친구들에게 자기 버거를 병원으로 갖다달라고 부탁했다.

버펄로그로브 고등학교는 옥수수밭이었던 땅에서 1973년 문을 열었다. 던디 로드 맥도날드는 학교 근처에 처음 생긴 건물이었다. 샘이 그 학교 1학년이 되었을 때 맥도날드 바로 옆에는 아이스크림 가게, 파파이스, 피자헛, 던킨도너츠, 브라운스 치킨 앤드 파스타, 버거킹 등도 생겼다. 다른 걸 찾는 학생들은 차로 몇 분만 가면 타코벨, KFC, 서브웨이, 데어리퀸, 슈퍼 차이나, 지미 존스, 또 다른 버거킹, 포르티요스, 워커 브러더스, 척 E. 치즈, 화이트 캐슬, 웬디스, 또 하나의 피자헛, 데니스, 아인스타인 브러더스 베이글스, 퍼드러커스, 컬버스(버터버거를 파는 집)를 만날 수 있다. 학교 식당은 학생들을 다 수용할 만큼 크지 않았고, 그래서 학생들은 4교시 수업이 끝나자마자 걸어서 또는 차로 던디 로드의 패스트푸드 식당들로 달려간다.

샘과 쌍둥이인 찰리도 같은 학교를 다녔다. 그도 패스트푸드를 즐겼다. 버거킹에 가면 보통 와퍼와 감자튀김을 두 개씩 시켰다. 2003년 15살 때 찰리는 위 바이패스 수술을 받았다. 당시 160kg 가까이 나갔다.

수술은 성공적이었다. 1년 안에 45kg을 줄였다. 의사들이 그의 위를 어찌나 작게 줄였는지 한 번에 음식을 반 컵 이상 먹을 수 없었다. 더 먹으면 작아진 위를 늘려 다시 체중이 늘지도 몰랐다. 그래서 하루에 여섯 번 조금씩 먹었다. 껌은 절대로 씹지 않았다. 만약 잘못해서 껌을 삼키면 그걸 꺼내기 위해 다시 수술을 해야 될지도 모른다고 의사가 말했기 때문이다.

찰리는 전부터 엄마에게서 위 바이패스 수술에 대해 많이 들었다. 엄마도 1998년에 수술을 했고, 그때 이후 체중이 35kg이나 줄었다. 위험 부담과 불편함, 먹는 것의 제약에도 불구하고 찰리와 어머니는 수술하기를 잘했다고 생각했다. 그들은 샘도 수술하기를 바랐다.

라스베이거스 휴가 동안 샘은 때로 찰리가 미웠다. 둘이 항상 진했시만 샘은 이제 질투심이 솟곤 했다. 옷가게에 가면 찰리에겐 맞는 셔츠와 바지가 있었다. 샘은 그렇지 못했다. 자기 몸에 대해 걱정도 되고, 남의 눈치가 보이기도 했다. 최근 몸이 더 불자 천식도 심해졌다. 흡입기를 더 자주 써야 했고 라스베이거스를 돌아다니는 것도 힘들었다.

샘은 뚱뚱한 탓에 삶에서 힘들어진 모든 일에 대해 생각했다. 그는 운동을 좋아했지만 지금은 단 몇 분만 농구를 해도 앉아서 쉬어야 했다. 학교 댄스파티에도 가고 싶었지만 너무 무안했다. 야구를 좋아해 경기를 보러 가곤 했으나 이제는 야구장 좌석이 꼭 끼어서 앉기가 어려웠다. 엄마와 찰리가 수술 덕을 본 걸 알고 있어도, 수술은 무서웠다. 벌써 몇 달째 거의 결심을 했다가도 마지막 순간에 물러서곤 했다.

미라지 호텔 침대에 앉아 샘은 마침내 위험을 감수하기로 결심했다. 더는 이렇게 살 수 없었다.

[언제 굶을지 몰라 살쪄 둔다]

위 바이패스 수술이 그토록 인기가 있는 것은 쉽게 설명이 된다. 지난 수십 년간 패스트푸드 산업이 성장하는 동안 미국인 대부분의 허리 치수도 늘어났다. 오늘날 미국 성인의 거의 3분의 2, 아이들의 6분의 1이 과체중이거나 비만이다. 5,000만 가까운 미국인이 비만이다. 게다가 '병적으로 비만'인 사람이 육칠백만 명 더 있다. 1970년대 초 이래 미국 성인의 비만율은 50%나 늘어났다. 취학 전 아동의 비만율은 곱절이 됐다. 6살에서 11살 사이의 아이들에서는 세 배가 되었다.

"지금 아이들 세대는 예전의 어느 아이들 세대보다도 뚱뚱하며 건강도 가장 떨어진다." 콜로라도 대학의 영양학자 제임스 O. 힐의 말이다.

왜 근년에 그처럼 많은 미국인이 그렇게나 뚱뚱해졌는지 과학자들은 이제 막 이해하기 시작했다. 복잡하고 서로 연관된 원인들이 비만을 낳는다는 사실은 명백하다. 무엇을 먹고 얼마나 먹으며 어느 정도 운동을 하는가가 체중에 영향을 미친다. 부모로부터 물려받은 유전자 역시 한 몫을 한다. 어떤 가계의—심지어 어떤 종족집단의—사람들은 다른 사람들보다 쉽게 체중이 느는지도 모른다. 그러나 미국인들의 가계와 인종의 기본적 특징은 지난 30년 동안 변하지 않았다. 변한 것은 그들의 식습관과 생활습관이다. 많이 먹고 적게 움직이면 살이 찌게 마련이다.

 수천 년 동안 인류는 먹을 것을 얻기 위해 애써야 했다. 생존하기에 충분한 음식을 구하는 일은 그것이 사냥이든 농사든 낚시든 늘 힘이 많이 들었다. 먹을 것이 충분치 않을 때면 며칠이고 몇 주일이고 최소한만을 먹으며 버텨야 했다. 인류 역사의 거의 전 기간에 걸쳐 살이 너무 찌는 것은 문제가 아니었다. 양식을 구하는 일이 문제였다.

 우리 몸의 지방세포는 먹을 것을 구하기 어려운 시기에 대비해 에너지를 저장하려는 목적으로 생겼다는 게 과학자들의 생각이다. 오늘날 매일의 양식을 위해 사냥이나 농사, 낚시를 하는 사람은 드물다. 냉장고를 열거나 슈퍼마켓에 기거나 드라이브인 식당에 가기만 하면 된다. 하지만 우리 몸은 아직도 어느 순간에든 식량이 바닥날 수 있는 듯이 행동한다. 틈만 나면 지방 형태로 에너지를 축적해 둔다. 그러니 체중이 줄기보다는 늘어나기가 훨씬 쉽다.

 보통 사람은 250억 내지 350억 개의 지방세포를 갖고 있다. 몸은 건강을 유지하기 위해 지방세포가 필요하다. 그 세포들은 뇌와 소통하면서 얼마나 많은 에너지가 저장됐고 언제 음식을 먹어야 하는지 신호를 보낸다. 또 면역체계에서 중요한 역할을 해, 몸을 암이나 질병으로부터 보호하는 데 도움을 준다. 지방세포는 몸에 좋다.

그러나 이 경우에는 좋은 게 너무 많으면 안 된다. 비만한 사람은 지방세포가 2,750억 개까지도 생길 수 있다. 정상치의 여덟 배에 이르는 숫자다. 이 많은 지방세포는 가만히 쌓여만 있는 게 아니다. 새로운 혈관을 필요로 하고, 신체의 주요 기관들에 가외의 부담을 주며, 화학적 불균형을 일으킨다. 엄청난 수의 새 지방세포는 면역체계를 돕기는커녕 우리 몸을 병에 한층 취약하게 만든다.

일단 생긴 지방세포는 쉽사리 없어지지 않는다. 다이어트를 해봐야 세포의 크기만 줄어든다. 많은 사람이 다이어트를 하고 체중을 줄였다가는 몇 달 못 가서 원상으로 돌아가는 이유 중 하나가 이것일 듯하다. 그들의 지방세포는 사라지지 않고 마치 바람 빠진 풍선처럼 잠시 쪼그라들어 있다가 다시 지방을 채우며 부푸는 것이다.

일찍 비만해지면 몸의 화학적 성질이 근본적으로 바뀌어서 날씬해지기가 어려운 걸지도 모른다. 13살에 비만 상태라면 30대 중반에 과체중일 확률이 90%나 된다.

[더 큰 걸로 드시지요]

교외 거주지의 확장, 일터의 변화, 그리고 자동차 위주의 삶은 사람들을 살찌기 쉽게 만들었다. 100년 전에는 책상 앞에 앉아서 일하는 사람이 적었다. 밖에서 농사를 짓지 않으면 공장에서 일했다. 하루 내내 힘든 일을 하면서 많은 에너지를 소모했다.

이제는 많은 사람이 사무실에서 전화를 걸거나 컴퓨터 자판을 두드리면서 엉덩이를 의자에서 거의 떼지 않는다. 출근할 때도 걷지 않고 차를 탄다. 쇼핑 몰에도 차로 간다. 운동을 하는 대신 소파에 앉아 비디오 게임을 한다. 그리고 패스트푸드를 엄청 먹는다.

미국 어린이들의 비만 확산에는 운동 부족이 큰 역할을 했다. 고등학생 중 매일 체육 수업을 받는 학생은 30% 미만이며, 걸어서 학교에 가는 학생은 12%에 불과하다.

대부분의 패스트푸드 음식은 섬유질이 적고 영양가도 낮은 반면 소금, 녹말, 당분, 지방 함유량과 칼로리는 높다. 건강을 해치는 데 완벽한 식품이다. 패스트푸드 업계는 사람들이 버거와 감자튀김을 먹고 살이 찌는 것은 본인의 책임이라고 말한다. '개인적 책임'의 문제라는 주장이다. 그러나 패스트푸드는 자꾸 다시 먹고 싶도록 면밀하게 설계된 음식이다. 실제로 이 입맛기 올리는 수입의 대부분은 일주일에 적어도 서너 번 패스트푸드를 먹는 고객들에게서 나온다.

전직 맥도날드 중역에 따르면 맥도날드에는 믿을 만한 사업 공식이 있다. 바로 '80 대 20 법칙'이다. 맥도날드가 버는 돈의 약 80%는 단 20%의 고객에게서 나온다고 그는 말했다. 줄창 맥도날드에 가는 이 패스트푸드 광신자들에게는 업계에서 붙여준 재수 없는 별명이 있다. '헤비 유저'다(많이 이용하는 사람이라는 뜻이지만 '뚱보 이용자'라는 말도 됨).

패스트푸드 체인들은 지방과 소금, 설탕으로 가득 찬 음식을 권할 뿐 아니라 갈 때마다 좀 더 양이 많은 것을 먹으라고 부추긴다. 1950년대에 패스트푸드 식당에 가서 코카콜라를 사면 230ml 정도를 주었다. 어른용이었다. 요즘 맥도날드가 파는 콜라는 가장 작은 게 아이들용 355ml다. 양이 50%나 늘어났다. 많은 사람이 큰 사이즈인 950ml짜리를 산다. 예전에 팔던 것의 네 배 양이다. 이 큰 컵은 310kcal에 설탕 30티스푼과 맞먹는 당분을 포함하고 있다.

햄버거도 커졌다. 1957년에 보통 크기 패스트푸드 버거의 고기는 약 28g 정도였다. 오늘날은 약 170g이다. 패스트푸드 체인들은 자기들 햄버거가 이렇게 커진 걸 자랑스러워한다. 하디스의 몬스터 버거는 쇠고기 300g, 베이컨 네 줄, 슬라이스 치즈 세 장을 넣고 그 위에 마요네즈를 뿌린다. 이것 하나의 열량이 1,410kcal나 된다. 9살에서 13살 사이의 어린이가 하루에 섭취해야 하는 칼로리 양인 1,800kcal와 비교해보라.

어린이용도 같이 커졌다. 1999년 버거킹은 빅 키즈 밀이란 걸 팔기 시작했고 2년 뒤 맥도날드는 마이티 키즈 밀을 선보였다. 그 둘을 너무 많이 먹으면 '마이티 빅 키즈(엄청나게 뚱뚱한 아이)'가 될지도 모른다. 버거킹의 빅 키즈 더블 치즈버거 밀은 900kcal다.

미국인들이 음식의 양을 키우도록 앞장서서 부추긴 것은 주요 패스트푸드 체인들이지만, 펜실베이니아 주 클리어필드에 있는 데니스 비어 배럴 퍼브에서 파는 버거와 비교하면 근처에도 못 간다. 개인 소유인 이 식당은 1991년 무지무지 큰 햄버거를 팔기 시작했는데, 고기 무게를 차츰 늘려 최고 2,700g짜리까지 만들었다. 그 고기 위에는 토핑이 2,200g 남짓 얹힌다. 도합 5kg인 이 햄버거를 2004년 1월 케이트 스텔니크라는

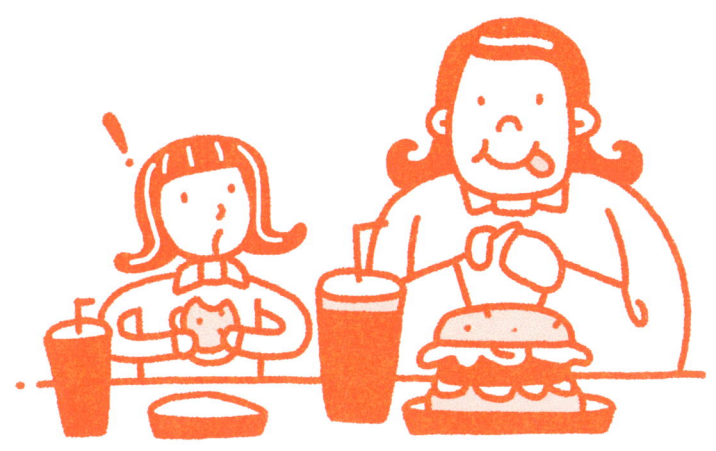

여대생이 시켜 먹었다. 먹기 전 체중이 45kg이었는데 다 먹고 나니 10% 이상 늘었다.

2005년 4월 이 식당은 세상 어디에서도 볼 수 없을 큰 햄버거를 팔기 시작했다. 6.8kg짜리 비어 배럴 벨리 버스터다. 쇠고기 4.5kg, 슬라이스 치즈 25장, 토마토 3개, 양파 2개, 상추, 마요네즈, 케첩, 겨자, 양념, 후추를 지름이 43cm인 빵에 넣어서 준다.

[미국의 몸과 미국의 병을 닮는다]

음식을 너무 많이 먹어서 비만이 된 아이들은 흔히 자신에 대해 혐오감을 갖는다. 마른 사람을 좋아하는 사회에서 그들은 자기가 매력이 없다고 느끼게 된다. 학교에서도 자주 놀림감이 된다. 다른 아이들보다 슬픔과 우울을 느낄 가능성이 훨씬 높다.

캘리포니아에서 비만 아동을 대상으로 실시한 연구에 따르면, 그들은 자기 이미지를 낮게 평가하고 미래를 암울하게 내다본다는 점에서 암 치료를 받고 있는 아이들과 비슷하다고 한다. 그러나 비만의 해독은 아이의 느낌에서 그치지 않는다. 몸을 영원히 망칠 수 있는 것이다.

비만은 심장병, 대장암, 유방암, 천식, 고혈압, 뇌졸중 같은 문제들과 연관된다. 비만인 사람은 일찍 죽을 확률이 정상 체중인 사람의 두 배 내지 세 배다. 미국에서 해마다 비만으로 죽는 사람은 자동차 사고로 죽는 사람의 두 배다. 최근 추정에 따르면 해마다 11만 명이 비만 때문에 죽는다. 그 수치조차 실제보다 낮을지 모른다. 일부 미국인은 몸이 너무 커서 관을 초대형으로 주문해야 한다.

타입 II 당뇨병은 비만이 일으킬 수 있는 가장 심각한 질환 중 하나다. 당뇨병은 사람의 발과 다리의 순환에 지장을 준다. 심하면 발이나 다리를 잘라야 할 때도 있다. 당뇨병은 신장질환, 시력 상실, 심장병을 일으키기도 한다. 미국인의 사인 중 여섯째를 차지한다.

30년 전에 의사들은 어린이가 타입 II 당뇨병을 앓는 경우를 거의 보지 못했다. 이 병엔 '성인기 발병 당뇨'라는 별명이 붙어 있다. 아이들은 걸리는 일이 절대로 없는 듯했기 때문이다. 오늘날에는 타입 II 당뇨병이 아이들에게 흔한 병이 됐다. 어린이 비만의 확산 때문이다. 운동하지 않고 청량음료를 너무 많이 마시며 고지방 고칼로리 음식을 먹는 아이들은 당뇨병에 걸릴 확률이 훨씬 높다.

연방정부가 실시한 한 연구에 따르면 미국 아이들이 지금 같은 속도로 계속 비만해지면 2000년에 태어난 아이 셋 중 하나는 당뇨병에 걸리리라고 한다. 흑인과 히스패닉 아이들은 아마 둘 중 하나가 걸릴지도 모른다. 10살짜리 아이에게 타입 II 당뇨병이 있으면 건강한 아이보다 평균적으로 17년에서 26년 수명이 짧을 터이다.

다른 나라 사람들도 미국식 패스트푸드를 많이 먹기 시작함에 따라 적어도 한 가지 점에서는 미국인을 닮아간다. 훨씬 뚱뚱해진 것이다. 1984년과 1993년 사이에 영국의 패스트푸드 식당 수는 약 두 배가 됐으며 비만율도 나란히 두 배로 늘었다. 1980년대에 일본의 패스트푸드 판매고는 두 배 넘게 뛰었고 일본 아이들의 비만율도 마찬가지였다.

일본엔 본디 과체중이 드물었다. 1971년 맥도날드가 일본에서 문을 열어 패스트푸드를 소개했다. 현재 맥도날드는 일본 최대의 식당 체인이다. 그리고 30대 일본 남자의 3분의 1이 과체중이다. 그들은 해피밀과 빅맥을 먹고 자란 첫 세대다.

오키나와의 전통 음식은 세계 최고의 건강식으로 알려졌다. 오랫동안 오키나와 사람들은 콩, 생선, 과일, 채소가 많고 고기는 적은 식단을 고수해왔다. 그들은 세계 어느 곳 사람들보다 오래 살았다. 100살을 넘기는 이도 많았다. 그 섬에 1976년 맥도날드 식당이 문을 열었다. 또한 커다란 미군 기지의 존재가 미국식 식사를 보급하는 효과를 낳았다.

오늘날 오키나와는 일본에서 인구 대비 햄버거 식당 수가 가장 많으며, 비만율이 일본에서 가장 높다. 평균 수명도 줄어들고 있다. 패스트푸드 즐기기를 배우지 못하고 아직도 고유의 음식을 먹는 나이 많은 오키나와 사람들이 어쩌면 자기 아이들보다 더 오래 살지 모른다.

[오즈 박사의 인체 가이드]

우리가 먹는 음식은 우리의 겉모습만 바꾸는 게 아니라 내면도 바꾼다. 이 점을 보여주기 위해 메멧 오즈 박사는 뉴욕시립병원의 음울한 지하에 놓인 긴 금속제 테이블 앞에 서 있다. 오즈 박사는 뉴욕의 유명한 심장수술 전문의다. 그는 사람들이 운동을 더 하고 패스트푸드를 적게 먹으면 심장수술이 크게 줄어들 것이라고 생각한다.

나쁜 식단이 몸에 어떤 작용을 하는지에 대해 듣거나 읽는 것만으로는 충분치 않다. 백 번 듣는 게 한 번 보는 것만 못하다. 최근 병원에서 죽은 사람들의 몸에서 떼어낸 장기와 뼈들을 오즈 박사가 테이블에 늘어놓은 것은 그 때문이다.

테이블 오른쪽 유리 항아리에는 사람의 뇌가 들어 있다. 그 옆에는 두 개의 서로 다른 대동맥(심장에서 온몸에 피를 보내는 동맥의 본줄기)과 척추에서 나온 조각들, 역시 두 개의 다른 간과 신장 등이 놓여 있다. 테이블 왼쪽의 뚜껑 닫힌 용기에는 '오즈 박사용 심장들'이라고 쓴 꼬리표가 붙어 있다.

"어릴 때는 마음대로 할 수 있는 게 많지 않지요. 하지만 여러분의 몸이야말로 자기 뜻대로 해볼 수 있는 것 아닙니까. 좋은 선택을 하면 육체적으로 정신적으로 더 잘 기능할 수 있습니다." 오즈 박사는 말한다.

오즈 박사가 유리 항아리에서 뇌를 끄집어내면서 인체 관찰 여행이 시작된다. 그의 손에 들린 뇌는 젖어 있고 번들거린다. 건강에 나쁜 음식을 먹으면 뇌를 손상할 수 있다고 그는 말한다. 설탕을 너무 많이 넣은 음식이나 나쁜 종류의 지방이 든 음식은 혈관을 두껍고 좁게 만든다. 그렇게 되면 뇌로 가는 피의 양이 제한될 수 있으며, 따라서 뇌의 활동 능력이 떨어진다.

혈관의 손상이 오랜 기간 지속되면 뇌경색, 뇌졸중, 뇌조직 괴사를 일으킬 수도 있다. 이런 뇌 손상에서 회복되는 이도 많지만 때로는 죽거나 마비되고, 사고하거나 말하는 데 지장이 생길 수도 있다.

오즈 박사는 뇌를 항아리에 넣고 대동맥 조각을 집는다. 처음 것은 건강한 대동맥이다. 갈색이고 매끈하다. 약간의 탄력이 있어 두꺼운 고무밴드와 느낌이 매우 비슷하다. 두 번째 것은 뒤틀리고 울퉁불퉁하게 보인다. 두껍고 누르스름한 반점들로 뒤덮여 있으며, 딱딱한 플라스틱 같은 촉감이다. 이것은 동맥경화증을 앓다 죽은 사람에게서 잘라낸 대동맥이다. 동맥경화증이란 혈관이 딱딱하게 굳는 병이다. 동맥이 굳으면 지방 조각(플라크라고 부른다)들이 달라붙는다. 그런 조각 중 큰 게 갑자기 떨어져 나가면 피의 흐름을 막아 심장발작을 일으킬 수 있다.

"딱딱해진 이 대동맥에는 문자 그대로 '벗겨낼' 수 있을 만큼 플라크가 붙었습니다. 오래된 페인트통에서 말라붙은 페인트의 켜가 떨어져 나오는 것처럼 말이지요. 나는 이 플라크들을 '대동맥 칩'이라고 부릅니다."

동맥경화증을 비롯한 심장질환들은 지방이 너무 많은 음식들을 먹으면 생길 수 있다. '트랜스지방'은 아마 가장 나쁜 종류의 지방일 것이다. 인공적으로 합성한 지방으로, 많은 가공식품과 패스트푸드에서 발견된다. 트랜스지방은 값이 싼 데다가 이것을 사용한 제품은 쉽게 상하지 않아 장기간 진열대에 올려놓을 수 있다. 그러나 식품을 만드는 회사에 좋다고 해서 그걸 먹는 사람에게도 좋은 것은 아니다. 트랜스지방은 혈관 속 지방질 플라크의 양을 증가시키고 혈관을 굳게 만들 수 있다.

하버드대의 연구자들은 트랜스지방이 매년 최소한 3만 명의 미국인을 사망하게 만든다고 믿는다. 인기 있는 패스트푸드(감자튀김, 프라이드 치킨, 치킨 너깃)와 정크 푸드(도넛, 쿠키, 포장된 케이크)들엔 다량의 트랜스지방이 들어 있다. 이 모든 제품을 좀 더 건강에 좋은 지방으로 만들 수도 있지만, 그렇게 하면 돈이 약간 더 든다.

미국국립과학아카데미의 과학자들이 트랜스지방의 일일 섭취 기준량을 정하기 위해 연구를 했다. 결과는 놀라웠다. 일체 먹지 말아야 한다는 것이었다. 2006년 1월에 발효된 새 연방 규정에 따르면 모든 패스트푸드와 가공식품 회사는 제품에 트랜스지방이 얼마나 포함돼 있는지를 밝혀야 한다.

여러 해 동안 해당 회사들은 이 정보의 제공을 거부해왔다. 쿠키, 크래커, 도넛이나 패스트푸드를 살 때 라벨을 한 번 들여다보라. 트랜스지방이 들었다고 써 있으면 다른 제품을 사는 게 좋을 것이다.

금속제 테이블 위에 있는 두 조각의 척추 뼈도 대동맥 두 조각이 그랬듯이 서로 완전히 다르다. 처음 것은 두껍고 단단해 보인다. 건강한 식사를 한 사람의 뼈다. 다른 조각은 구멍투성이다. 오즈 박사는 그것을 '바삭하다'고 표현한다. 골다공증, 즉 뼈가 약해지는 병을 앓는 사람의 것이다.

"골다공증이 생기는 데 큰 기여를 하는 것이 바로 청량음료"라고 오즈 박사는 말한다. 뼈를 튼튼히 하려면 칼슘을 많이 섭취해야 한다. 아이들은 전통적으로 우유를 마심으로써 필요한 칼슘의 많은 부분을 섭취했다. 지금의 미국 십대들은 우유보다 청량음료를 훨씬 더 마신다. 그 결과 칼슘을 충분히 섭취 못해 뼈가 쉽게 부러진다.

매사추세츠 주의 중고등학생을 대상으로 한 조사에서 14살과 15살 여자 아이들 중 청량음료를 마시는 아이들이 전혀 안 마시는 아이들보다 뼈가 부러질 가능성이 훨씬 큰 것으로 나타났다.

테이블에 놓인 두 개의 간은 특히 끔찍하다. 핼러윈 때 학교에서 하는 놀이 중 하나를 연상시킨다. 눈을 감고 양동이에 손을 넣어 무언가 차갑고 축축하며 불쾌하게 끈적거리는 걸 만지게 하는 놀이 말이다. 간은 우리 몸에서 가장 큰 장기이며, 가장 중요한 장기의 하나이다. 지방을 소화시키는 담즙을 생산하고 비타민을 저장하며 혈액에 적당량의 당분을 유지하고 피 속의 독 성분을 없애준다. 건강한 간은 부드럽고 불그레한 갈색이다. 푸줏간의 고깃덩어리 같아 보인다. 건강치 못한 간은 녹색을 띠었으며 뻣뻣한 촉감의 두꺼운 노란색 덩어리들로 덮여 있다.

"패스트푸드 식당에 다녀오면 거기서 먹은 온갖 정크 푸드를 간에서 처리합니다. 간에 지방이 들어차면 정상적으로 활동하지 못하지요." 오즈 박사는 말한다.

독립영화 감독인 모건 스펄록이 한 달 내내 지방과 설탕이 잔뜩 든 맥도날드 음식만 먹었을 때 그의 간은 기능장애를 일으키기 시작했다. 스펄록의 다큐멘터리 영화「슈퍼사이즈 미」가 바로 그 이야기다. 간의 손상은 보통 오랜 기간에 걸쳐 진행되는데 스펄록은 패스트푸드만을 먹은 지 단 몇 주 만에 벌써 병든 느낌이 들었고 보기에도 그랬다.

몸 안에서 일어날 수 있는 일들을 두루 보여주며 이야기한 오즈 박사는 마지막으로 테이블 왼쪽에 있는 하얀 용기에서 심장 두 개를 꺼낸다. 건강한 심장은 둥글고 핑크빛 도는 갈색이다. 만져보면 탄력이 있다. 건강치 못한 심장은 훨씬 크고 빛이 짙어서 핑크보다는 검정 쪽에 가깝다. 둥글기보다 타원형이고, 약간 바람이 빠진 미식축구공 같다.

"사람들은 자기 심장에 대해 늘 얘기하지요. 거기에는 이유가 있습니다. 심장은 우리 영혼을 들여다보는 창입니다. 아이들에게 그들이 먹는 것과 운동량의 문제에 대해, 그것이 심장의 건강에 미치는 영향에 대해 얘기할 때 늘 그 사실을 명심시키려고 노력합니다. 심장병은 아빠한테나 생길 수 있는 병이 아닙니다. 여러분의 몸 안에서 바로 지금 진행되고 있는 병일 수도 있습니다." 오즈 박사가 양손에 심장 하나씩을 들고 말한다.

심장질환이 늙고 백발이 성성한 사람이나 걸리는 거라면 얼마나 좋을까. 안타깝게도 그렇지 않다. 2000년 토머스 로버트슨은 가슴에 심한 통증을 느껴 뉴올리언스의 한 병원에 실려 갔다. 그는 키 162cm에 체중은 98kg이었다. 패스트푸드 햄버거와 감자튀김을 자주 먹었다. 의사들은 토머스가 심장발작을 일으킨 것을 보고 놀랐다. 겨우 18살이었기 때문이다.

　십대의 심장발작이 드문 일이기는 하지만 앞으로 더 흔해지리라는 증거가 있다. 2004년 발표된 한 연구 결과에 따르면 10살짜리 비만아가 10년이나 담배를 피운 45세 남자와 비슷하게 심장이 손상된 사례들을 발견했다는 것이다.

[위장을 줄여버려라]

　라스베이거스에서 집으로 돌아온 뒤 샘 패브리컨트는 크리스 살비노 박사와 진료 예약을 했다. 살비노 박사는 위 바이패스 수술 전문 외과의사다. 샘과 쌍둥이인 찰리의 수술을 집도했기에 패브리컨트 가족을 잘 알았다.
　위 바이패스 수술은 예전에는 생소하게 여겨졌으나 지난 10년 사이에 거의 일상적인 것이 되었다. 1993년의 수술 건수는 1만 6,000건이었다. 그 후 미국의 비만 인구가 급증함에 따라 수술도 급증해, 2004년에는 15만 건으로 늘어났다. 많은 의사들이 그 수술을 비만으로 인해 건강에 문제가 생기는 것을 막는 중요한 수단으로 보았다. 그러나 돈 버는 좋은 방법 정도로 생각하는 의사들도 있다. 수술비는 2만 달러에서 5만 달러 사이다.
　살비노 박사는 위와 장을 수술하는 비만 전문의치고는 특이한 경력을 갖고 있다. 오랫동안 그는 우주인 훈련을 받았다. 학사 학위도 생물학, 항공학, 항공우주의학, 기계공학, 우주연구 등에서 여섯 개나 땄다. 그리고 공군에서 외과의사로 복무했다. 우주로 날아가고 싶은 그의 희망은 시력이 기준에 미달하는 바람에 깨졌다. 한때 아프리카에 가 외과의사로 일하다가 미국으로 돌아와서 1998년부터 위 바이패스 수술을 했다.

살비노 박사는 이 수술의 전망이 대단히 좋다는 것을 깨달았다. 2000년 그는 순전히 체중감량 수술만 하는 일련의 병원을 열 사업계획을 세웠다. 체중조절과 외과적 건강관리(WISH) 센터라고 이름 붙여진 그의 병원은 일리노이 주 시카고 교외인 다우너스그로브에 처음 세워졌다. 2004년에는 텍사스, 애리조나, 플로리다, 워싱턴 및 오하이오 주에서도 문을 열었다. 센터의 위치를 정할 때 살비노 박사는 주변 지역의 비만율과 경쟁자가 될 비만 수술 의사의 숫자 등을 면밀하게 조사했다.

2004년 8월 3일 샘은 다우너스그로브의 WISH 센터 본부를 찾았다. 간호사가 키와 체중을 쟀다. 175cm에 131kg이었다. 살비노 박사는 샘에게, 수술 전에 정신과 의사를 만나야 한다고 했다. 수술 과정과 그 후의 일들을 정신적으로 견딜 수 있는지 확인하기 위해서였다. 위 바이패스 수술은 대단히 스트레스를 받는 일인데, 그걸 감당할 만한 정신적인 힘이 없는 사람들도 있다.

다음 넉 달 동안 샘은 WISH 센터의 의사들과 여러 번 만나 수술을 받기에 적합한 상태인지를 확인하게 돼 있었다. 온라인 트레이닝 세미나도 이수하고, 하루에 여섯 번 조금씩 먹는 일도 시작할 예정이었다. 몸과 마음이 그 습관에 익숙해지도록 하기 위해서다. 샘은 엄마와 형이 같은 수술을 받는 것을 이미 보았기 때문에 다른 사람들보다는 수술 준비가 잘 돼 있다고 생각했다. 그래도 무서웠다.

해마다 수많은 위 바이패스 수술이 시행됨에도 불구하고 이 수술은 여전히 위험하다. 환자가 내출혈, 장 누출, 혈액 응고 또는 감염으로 고생할 수 있다. 수술 후 30일 안에 죽는 환자가 100명당 1명은 될 것이다. 숙련되지 못한 의사가 수술을 했을 경우 사망률은 더 높을 수 있다. 최소한 여섯 개 주의 열 개 병원에서 이 수술을 금지했다. 환자가 너무 많이 죽었기 때문이다.

환자가 살아나도 합병증이 심각할 수 있다. 신경에 손상을 입어 평생 고통에 시달릴지도 모른다. 수술이 잘못돼 또 한 번을 해야 하는 환자도 있다. 수술이 성공해도 몇 달 후 심각한 합병증이 생기거나, 심지어 사망까지 한다. 위 바이패스 수술을 받은 환자는 여생 동안 많은 양의 비타민을 복용해야 한다. 필요한 양을 음식에서 흡수하기에는 소화기관이 너무 작아졌기 때문이다. 비타민 복용을 중단하면 칼슘, 철분, 비타민B, 비타민D 등이 부족해 생명이 위험해질 수 있다.

2004년 4월, 워런 앨런은 신시내티 어린이 병원에서 위 바이패스 수술을 받은 지 10개월 후 죽었다. 비타민 복용을 중단해 신장에 문제가 생겼고, 상처가 낫지 않는 괴저 증세, 뇌 혈전(혈관 속에서 피가 굳어서 된 조그마한 핏덩이)도 생겼다. 수술할 당시 앨런은 18살이었는데 체중이 220kg이 넘었다. 몇 년 동안 지나치게 많은 음식을 먹었음에도 불구하고 그는 영양실조에 시달렸다. 몸에 꼭 필요한 비타민들을 공급받지 못했기 때문이다.

일부 환자는 이 수술을 한 뒤 각기병을 앓기도 한다. 각기병은 제대로 먹지 못하고 굶주린 아프리카 아이들에게 흔하며, 배가 비정상적으로 동그랗게 튀어나온다.

많은 의사들이 십대 환자의 위 바이패스 수술을 꺼린다. 생명을 위협하는 합병증의 가능성 외에 성장을 방해할 가능성에 대해서도 우려하기 때문이다. 수술을 받은 십대는 기대가 가능했던 최대 신장만큼 자라지 못할 수 있다.

살비노 박사는 십대에게 이 수술을 하는 몇 안 되는 의사 중 하나다. 일부 젊은 환자들의 경우, 이 수술을 안 하면 건강에 큰 위험이 닥칠 수 있다고 그는 생각한다. 비만 상태를 유지하면 평생 암이나 심장질환 또는 당뇨병에 시달릴 가능성이 높다는 얘기다.

살비노 박사는 1,500건 이상의 위 바이패스 수술을 했다. 그의 WISH 센터 환자의 사망률은 전국 평균보다 낮다. 1,700명 중 한 사람이 수술 후 한 달 안에 사망한다.

WISH 센터에서 첫 상담을 하고 나오면서 샘은 수술 준비를 한다는 것이 기분 좋았다. WISH 센터는 수술하기에 적합한 곳으로 보였다. 이 회사는 맥도날드가 패스트푸드에 한 것 같은 일을 위 바이패스 수술에 하려 한다. 믿을 수 있고 예측 가능한 전국 브랜드로 만드는 일 말이다. WISH 센터는 TV 광고까지 시작해, 비만인 사람들에게 그들의 문제는 아마 수술만이 답일지 모른다고 시사했다.

WISH 스토어에서는 WISH 프로테인 플러스 바닐라라는 대용식 가루도 팔고, WISH 프로테인 플러스 초콜릿 팩, 천사 모양의 WISH 핀, WISH 프로테인 셰이커 컵, 에어로빅 같은 걸 가르치는 DVD도 팔았다.

WISH 센터 사무실 벽에는 거대한 미국 지도가 걸려 있었다. 센터가 이미 문을 연 여섯 곳에는 색깔 있는 핀이 꽂혀 있었다. 회사는 센터 수를 계속 늘릴 계획이다.

집으로 돌아오는 길에 샘과 어머니는 일리노이 주 오크브룩의 맥도날드 본부에서 몇 킬로미터 떨어지지 않은 길을 지나왔다. 두 회사의 본부가 이렇게 가까이 있는 것은 적절해 보였다. 한 회사는 비만을 일으키는 싼 음식을 팔고, 다른 회사는 그 비만을 없애기 위한 고통스럽고 비싼 치료법을 판다.

맥도날드 본부에는 회사의 초창기인 1950년대에 사무실에 앉아 있는 레이 크록의 사진이 유리 케이스에 전시돼 있다. 사진 속 벽에는 미국 지도가 걸려 있고, 작은 전구들이 새로 문을 연 맥도날드 매장들의 위치에서 자랑스럽게 반짝이고 있다.

[먹는 것이 괴롭다]

수술 바로 전날인 2004년 12월 19일, 샘은 아무것도 먹지 말라는 지시를 받았다. 의사가 그의 위를 작게 만들 때 위는 완전히 비어 있어야 했다. 샘은 종일 사과주스와 물만 마시면서 허기를 너무 느끼지 않으려고 노력했다.

그는 무서웠다. 잠자리에 들기 전 부모에게 물었다. "수술을 받는 게 정말 옳은 걸까요?" 부모는 수술이 잘 될 테지만 불안해하는 것도 당연하다고 말했다. 그는 잠을 잘 자지 못했다.

다음날 새벽 4시 15분, 샘은 가족과 함께 프로베나 머시 메디컬 센터로 향했다. 입원수속 창구에 도착했을 때도 아직 어두웠다. 수속을 마치고 환자복으로 갈아입었다. 팔에 안정제인 바륨 주사를 맞은 다음 수술실로 옮겨졌다. 간호사들이 그를 차가운 금속제 수술대 위에 눕게 했다. 강력한 약품으로 곧 잠들게 될 것이라고 마취과 의사가 설명했다. 샘은 언제인지도 모르게 의식을 잃었다. 살비노 박사가 그의 배를 열고 수술을 시작했다.

샘의 배 속을 들여다본 살비노 박사는 문제가 있음을 발견했다. 흔치 않은 이상 상태였다. 장들이 이상하게 꼬였을 뿐 아니라 제 위치에 있지도 않았다. 수술로 인해 내장기관들이 손상되지 않도록 하기 위해선 다른 의사들의 도움이 필요했다. 의사들은 장의 위치를 이리저리 많이 움직여야 했다. 그 때문에 샘은 나중에 통증을 많이 느낄 것이었다.

의사들은 위의 일부를 외과용 스테이플러로 박아 작은 주머니를 만들고 작은창자의 한 부분을 그것에 연결한 다음 배를 봉합했다. 보통 걸리는 시간보다 훨씬 긴 세 시간의 수술이 끝나고 샘은 정오경에 수술실에서 나왔다.

몇 시간 뒤 엄마는 회복실 샘의 침대 옆에 앉아 있었다. 아직 의식이 돌아오지 않은 샘은 튜브와 줄들로 온갖 기계에 연결되어 있었다. 그녀는 아들의 숨소리가 약간 이상한 것을 발견했다. 혈압도 비정상적으로 높았다. 샘이 깨어나지도 않고 사람들 말에 반응도 않는 채 몇 시간이 흘렀다. 의사들도 걱정이 되어 여러 가지 테스트를 한 결과, 샘의 다리에서 혈전이 형성돼 폐에까지 흘러갔음을 발견했다. 혈전이 동맥을 막으면 폐가 손상되거나 환자가 죽을 수도 있었다.

  샘은 다음 닷새를 중환자실에서 보냈다. 혈전을 없애기 위해 의사들은 샘에게 피를 묽게 하는 약을 주었는데, 그것은 혈전을 작게 만들기는 했지만 동시에 상처가 아무는 것을 방해했다. 사타구니 근처에 있는 큰 정맥에 금속 망을 집어넣어 다른 혈전이 또 폐나 뇌로 흘러가지 못하게 했다.

  샘은 드디어 깨어났으나 혼미한 상태여서 자기가 어디 있는지, 무슨 일이 벌어지고 있는지 또렷이 알지 못했다. 그가 죽을 가능성도 있었다. 수술 이틀 뒤엔 WISH 센터의 의사 한 명이 밤새 그를 지켰었다. 혹시 죽을까봐 걱정되어서였다. 샘의 엄마는 밤낮없이 병원에서 살았다.

  수술 11일 뒤인 12월 31일 밤 샘은 퇴원했다. 기운이 없기는 했지만 생사의 위기에서는 벗어났다. 집 앞에서 차를 내린 그는 눈을 밟고 잠시 멈추어 서서 깊은 숨을 쉬었다. 집에 돌아오니 좋았다.

  한 주일 동안은 단단한 음식을 먹을 수 없었다. 엄마는 하루에 세 번 혈전 녹이는 약을 주사했다. 찰리가 그의 몸을 마치 아기처럼 씻겨주었는데 샘은 부끄러워할 기력조차 없었다.

  수술한 지 두 주일 만에 샘과 찰리 쌍둥이 형제는 어머니와 함께 NBC 방송의 '투데이 쇼'에 출연해 위 바이패스 수술에 관해 얘기했다. 샘은 아직 몸이 좋지 않았다. 한 번에 먹을 수 있는 것은 푸딩 몇 숟가락이 전부였다. TV 출연이 신나야 할 텐데 그럴 기운이 없었다.

인터뷰 장소인 WISH 센터로 제시간에 가기 위해 샘의 가족은 새벽 4시에 일어났다. 방송 시작 전에 분장사가 샘을 화장시키고 머리에 젤을 발라 만졌다. 샘은 화장은커녕 젤을 써본 적조차 없었기 때문에 기분이 아주 이상했다. 쇼의 진행자 중 하나인 매트 라우어가 수술이 어땠는지 물었을 때 샘은 쾌활하게 말하려고 애썼다. "운 나쁘게도 저는 합병증이 생긴 흔치 않은 경우였지요. 그렇지만 여기 의사 선생님들이 그걸 치료해주셨고 이젠 아주 좋아졌어요."

수술 1년 후인 2005년 12월, 샘의 체중은 수술 전의 반 이하가 되어 있었다. 67kg이 준 것이다. 거울을 볼 때마다 샘은 전혀 다른 사람을 본다. 학교 친구들은 복도에서 그를 세우고 말한다. "야, 너 정말 멋있어졌다." 그는 살비노 박사와 WISH 센터의 모든 의사에게 감사했다.

그러나 센터는 샘만큼 잘 풀리지 않았다. 2006년 봄에 센터는 부도를 냈다. 건강보험회사들이 갈수록 위 바이패스 수술에 대한 보험금 지급을 피해, 플로리다 주의 WISH 센터는 문을 닫아야 했다. 회사가 한동안 어려웠지만 결국은 회생했다.

샘의 새 인생은 훨씬 행복해졌지만 쉽지는 않았다. WISH 센터에서 주는 단백질 음료는 맛이 형편없었고, 그는 의사의 지시를 잘 따르지도 않았다. 어느 날 샘은 머리가 빠진다는 사실을 발견했다. 영양실조의 신호였다. 비타민 먹는 일을 잊고 있었다.

샘에게 먹는 것은 대단한 즐거움 중 하나였는데 수술 후에는 그게 일이 되었다. 그 무엇도 한 번에 몇 입 이상을 먹을 수 없었다. 그 이상 먹으면 금방 토할 것 같아졌다.

가끔 샘은 퍼지 선데이나 코카콜라 따위 이제 다시는 즐길 수 없는 음식들이 그리웠다. 선데이에 들어 있는 설탕은 심한 두통을 일으켰고, 청량음료의 기포들은 끔찍한 복통을 불러왔다. 그러나 햄버거는 여전히 먹을 수 있었다. 시간이 좀 걸릴 뿐이었다. 빅맥을 먹으려면 그걸 여섯 조각으로 잘라 세 시간에 한 조각씩 먹어야 했다. 대부분의 사람이 몇 분 만에 먹어치우는 버거를 샘은 15시간에 걸쳐 먹는 것이다.

무엇을 할 것인가 ❽

[패스트푸드의 이라크 점령]

　2003년 4월 9일, 미 해병대의 장갑차 한 대가 바그다드 중심가에 있는 사담 후세인의 거대한 동상을 넘어뜨렸다. 미국이 마침내 그를 권좌에서 끌어내렸음을 전 세계에 보여주는 광경이었다. 9주일 후 이라크 최초의 버거킹이 문을 열었다. 바그다드 국제공항에 들어선 새 식당에서 와퍼와 치킨 로열을 사기 위해 미군 병사들은 두 시간까지 줄을 섰다.
　곧 이라크 전역의 미군 기지에 피자헛, 버거킹, 서브웨이가 문을 열었다. 전쟁터 한가운데서 버거킹을 운영하다보니 갖가지 생소한 난제들에 맞닥뜨렸다. 햄버거 빵, 간 쇠고기, 닭고기, 그리고 감자튀김을 비행기로 날라 와서는 다시 트럭으로 위험한 길을 따라 운반해야 했다.
　조 페트루식은 캐나다 출신 경영자로 미 국방부를 위해 여러 식당을 운영하는 쿠웨이트 회사에 고용됐다. 블랙호크 헬리콥터를 타고 이 식당에서 저 식당으로 날아다니며 모든 일이 잘 되고 있는지 챙기는 것이 그의 업무였다. "매우 매우 힘이 드는 일입니다. 하루도 문제가 생기지 않는 날이 없지요. 다리가 폭파돼 트럭이 지나갈 수 없다는 식의 전화를 늘 받습니다." 그가 기자에게 한 말이다.
　바그다드 공항점은 문을 연 지 얼마 안 돼 세계에서 가장 성공적인 버거킹 매장 중 하나가 됐다. 하루에 5천 개 이상의 버거를 팔았다.
　전쟁터인 이라크에 피자헛과 버거킹을 여는 것을 보면 패스트푸드 체인들이 얼마나 절박하게 해외 확장을 노리는지 알 수 있다. 미국 내에서 경쟁이 치열해지자 패스트푸드 회사들은 미래 성장의 원천으로 해외시장을 찾았다. 1991년에 맥도날드의 해외 매장 수는 4,000개도 안 됐다. 지금은 120개국에 1만 8,000개나 된다. 일리노이 주 오크브룩에 있는 맥도날드 햄버거 대학의 수업은 20개 언어로 진행된다.

KFC와 마찬가지로 맥도날드도 이제 미국 밖에서 올리는 수익이 더 많다. 미국 패스트푸드 업계의 가치와 미각, 마케팅 전략이 지구촌 구석구석으로 수출되고 있다. 똑같은 체인 식당과 체인 상점들로 채워진 미국의 도시들이 엇비슷한 모습을 보이게 되었듯이, 다른 나라의 도시들도 서로 비슷해지기 시작했다. 미국화되고 있는 것이다. 정치학자 벤저민 R. 바버에 따르면 이러한 획일성의 국제적 확산이 '맥월드'를 만들어내고 있다.

가난한 나라와 개발도상국 사람들은 맥도날드를 비롯한 패스트푸드 체인을 미국적 자유와 발전과 기술의 상징으로 흔히 생각한다. 그들은 패스트푸드 체인이 근처에 생기기를 학수고대한다.

1990년 맥도날드가 처음으로 모스크바에 문을 열었을 때 500명이나 되는 러시아인이 줄을 서서 기다렸다. 1994년 쿠웨이트에 연 매장에는 차에 탄 채 음식을 사는 창구 앞에 11km나 차들이 늘어섰다. 비슷한 시기에 사우디아라비아의 이슬람 성지 메카에서 개점한 KFC 매장은 단 1주일에 20만 달러어치를 팔아 회사 창설 이래 최고의 판매기록을 올렸다. 이제 지구상에는 샌더스 대령(KFC)이나 황금 아치(맥도날드)가 들어가지 못할 만큼 멀거나 외진 곳은 없다.

미국인들이 담배를 덜 피우자 빈곤국과 개발도상국 사람들을 겨냥하기 시작한 담배회사와 마찬가지로, 청량음료회사들도 해외 판매를 늘리려고 애쓴다. 그들은 가난한 나라에 병입공장을 세울 뿐 아니라 가게들에 냉장고를 제공하고, 그 냉장고를 돌리기 위한 전력까지 공급한다. '시원해야 팔린다'는 믿음에 따라 이 회사들은 아프리카의 가게들에 수십만 대의 냉장고를 공짜로 주었다.

음료회사들은 해외시장 점유율을 늘리기 위해 사람들이 목이 마를 때마다 청량음료를 마시도록 만들려 한다. 1998년 중남미의 코카콜라 합작회사인 팬암코는 '100m 프로그램'이라는 마케팅 계획을 실시했다. "이 프로그램의 목표는 간단하다. 어떤 도시건 도심에서 우리 제품을 사기 위해 100m 이상을 걷지 않아도 되도록 하는 것이다." 팬암코 측의 말이다.

코카콜라 제품을 어느 장소에서든, 어느 시간에든 살 수 있도록 하겠다는 얘기다. 팬암코는 청량음료를 슈퍼마켓이나 패스트푸드점만이 아니라 학교, 공장, 사무실 빌딩, 신문 판매대, 미장원, 약국 등에서도 팔 요량이었다. 베네수엘라에서는 신호등 앞 노점에서 콜라를 팔게 했고, 콜롬비아에서는 택시 안에 냉장고를 설치하기까지 했다.

[세상과 사람은 파는 게 아냐]

미국의 패스트푸드 회사들은 너무나 거대하고 막강해져서 그 무엇도 그들을 저지할 수 없을 것처럼 보인다. 그러나 해외에서의 급성장이 지도 위에서는 대단히 인상적일지 몰라도 실제로는 미국 내에서 그들의 활력이 떨어지고 있음을 드러내는 현상일 수 있다.

맥도날드가 해외 매장을 그토록 많이 열기 시작한 이유 중 하나는 미국에서는 새 식당을 열 장소를 더 찾을 수 없었기 때문이다. 좋은 장소는 이미 다 찼기 때문에, 다른 데 가서 새로운 고객을 찾아야 했다.

해외 판매에 점점 더 의존하게 되면서 패스트푸드 업계는 예기치 못했던 새로운 위험에 직면한다. 외국 사람들이 미국을 좋아할 때는 미국 제품을 사고 미국 상점에서 쇼핑하고 싶어한다. 그러나 반미 정서가 생기면 그들의 분노는 곧잘 햄버거, 청량음료, 감자튀김을 파는 미국 회사로 향한다.

'콜라부터 시작해서 미국을 격퇴하자.' '맥도날드를 공격하고 KFC로 돌진하자.' 1999년 5월 베이징 대학에 걸렸던 현수막의 구호들이다. 미국 공군이 사고로 유고슬라비아 베오그라드에 있는 중국대사관을 폭격하자 반미 시위가 중국 전역에서 폭발했다. 시위대에 의해 최소한 12개의 맥도날드 매장과 4개의 KFC 매장이 파손됐다. 그러나 무슨 까닭인지 피자헛은 피해를 입지 않았다. "아마 피자헛이 이탈리아 회사라고 생각하는 모양"이라고 상하이의 피자헛 대변인은 말했다.

한 세대 전만 해도 외국에서 일어나는 반미 시위의 표적으로는 미국 대사관과 석유회사가 단골이었다. 오늘날엔 패스트푸드 식당이 그 역할을 떠맡았고, 특히 맥도날드가 인기 있는 표적이다. 1995년 400명의 덴마크 군중이 코펜하겐 도심의 맥도날드 매장을 습격했다. 테이블과 의자 등을 끌어내 거리에 화톳불을 피우고 매장을 완전히 불태워버렸다.

1998년에는 러시아 상트페테르부르크의 맥도날드 한 곳, 그리스 아테네 근처의 맥도날드 두 곳, 브라질 리우데자네이루 도심의 맥도날드 한 곳, 그리고 남아프리카공화국 케이프타운의 플래닛 할리우드 식당이 폭탄으로 파괴됐다. 1999년에는 벨기에의 채식주의자들이 안트베르펜에 있는 맥도날드에 불을 질렀으며, 1년 뒤엔 시위자들이 런던 트래펄가 광장의 맥도날드점에서 간판을 떼어내고 식당을 파괴한 다음 군중들에게 햄버거를 공짜로 나눠줬다.

몇 달 뒤에는 조제 보베라는 프랑스의 농부이자 농민운동가가 자기 고향인 미요에 건설 중인 맥도날드를 부숴버렸다(보베는 신자유주의적 세계화에 반대하는 운동의 주요 인물이기도 하다). 공업적으로 생산되는 싸구려 미국 음식의 파괴적 영향에 분노한 보베는 나중에 『세계는 파는 물건이 아니다: 정크 푸드에 반대하는 농민들』이라는 제목의 베스트셀러를 쓰기도 했다.

아프가니스탄에서의 전쟁과 이라크 침공도 일련의 패스트푸드 공격을 유발했다. 2002년 인도네시아의 맥도날드에서 폭발물이 터져 세 명이 죽었다. 러시아, 에콰도르, 사우디아라비아와 레바논에서 맥도날드 식당이 파괴되었고, 버거킹은 이집트, 카타르, 오만, 바레인과 레바논에서 공격을 당했다.

다음 몇 년 사이에 터키의 맥도날드에서 폭탄이 터지고 북부 이탈리아의 맥도날드 매장 앞에서 시위자가 자폭하는가 하면, 로마에서는 맥도날드 앞에서 두 개의 소이탄(목표를 불살라 없애는 데 쓰는 폭탄)이 발견됐다.

사우디아라비아와 바레인의 KFC도 공격받았다. 파키스탄 카라치에 있는 한 KFC 매장은 두 번이나 파괴되었다. 첫 공격 후 재건됐는데 2005년 5월 두 번째 공격에서 완전히 타버려 안에서 일하던 종업원 여섯 명이 죽었다.

해외에서 너무나 많은 업소가 폭탄 세례를 받자 주요 패스트푸드 체인들은 산산히 부서지지 않는 안전유리, 폭탄 파편을 흡수하는 특수 천장 타일을 쓰는가 하면 자동차 폭탄을 막기 위해 꽃을 심은 커다란 시멘트 화단을 매장 밖에 설치하기도 했다.

[광우병이 깨달음을 주다]

맥도날드와 KFC를 겨냥한 폭력은 패스트푸드 업계가 해외에서 겪는 문제를 가장 극적으로 보여준다. 그러나 더 심각한 것은 음식에 대한 대중들의 태도가 바뀌기 시작했다는 점이다. 특히 주요 시장인 유럽연합과 일본에서 그렇다. 유럽과 일본의 소비자들은 음식이 어디서 오며 어떻게 만들어지는지 알고 싶어한다. 치명적이면서 수수께끼 같은 질병의 확산이 그들이 눈뜨는 데 큰 역할을 했다.

1980년대에 영국의 소들이 이상한 행동을 하며 앓다가 죽었다. 소 해면상뇌증(海綿狀腦症), 줄여서 'BSE' 또는 '광우병'이라 불리는 이 새로운 질병은 소들의 뇌를 말 그대로 파괴했다. 영국 과학자들은 일부 농산물회사들이 소의 사료에 몰래 집어넣은 어떤 성분이 이 병과 관련이 있다고 봤다. 바로 죽은 소다. 도축장에서 나온 부스러기 쇠고기와 피를 소에게 먹였던 것이다. 값이 싸게 치이는 단백질이었으므로.

영국 소비자들은 이 뉴스에 몸서리를 쳤다. 그들은 소가 동족을 먹게 만들었다는 사실에 분노했고, 광우병이 인간에게도 옮겨질까봐 걱정했다. 여러 해 동안 영국 정부는 쇠고기를 먹는다고 그 병에 걸리지는 않는다며 사람들을 안심시켰다. 그러다 1996년 3월, 영국 보건부장관은 광우병에 걸린 소의 고기를 먹으면 실제로 위험할 수 있다고 발표했다. 사람의 뇌를 파괴하는, 인간판 광우병이랄 수 있는 불치의 병이 생길 수 있다는 얘기였다.

유럽 전역과 일본에서 정부들은 오랫동안 쇠고기가 안전하다고 보장해왔지만 거짓말이었음이 드러났다. 광우병 감염이 추정되는 수백만 마리의 소가 도살된 후 불태워졌다. 도살해야 할 소가 얼마나 많았던지 덴마크에서는 죽은 소를 연료로 이용하는 발전소를 짓기도 했다.

쇠고기 판매가 곤두박질쳤으며, 유럽과 일본의 소비자들은 엄격한 식품 안전규칙을 요구하기 시작했다. 그리고 유기농 식품, 즉 성장 호르몬이나 항생제, 농약을 쓰지 않고 자연 그대로 생산한 식품의 판매가 급속도로 늘었다.

순전히 비용을 아끼기 위해 죽은 소를 산 소에게 먹였다는 사실에 놀란 소비자들은 전통적인 형태의 농사로 돌아갈 것을 요구했다. 독일 정부가 2010년까지 독일 전체 농토의 5분의 1을 유기농으로 바꾸겠다고 선언함으로써 앞장을 섰다. 독일은 또 EU 국가 중 헌법에 동물의 권리를 보장하는 조항을 넣은 최초의 나라가 됐다. 농업부장관은 소에게 해가 되는 사료를 먹이지 않을 것이라고 선언하고는 이렇게 말했다. "우리 소들은 오로지 물과 곡물, 그리고 풀만 먹여야 한다."

[로날드가 인도적이 되는가]

　해외에서도 국내에서도 비판이 일자 맥도날드는 몇 해 전부터 이미지를 개선하기 위해 많은 노력을 기울여 왔다. 2001년엔 쇠고기 공급업자들에게 엄격한 규칙을 적용함으로써 광우병에 대한 미국인의 우려에 부응했다. 동물 사료의 안전성을 책임지는 정부기관인 연방식품의약국(FDA)은 죽은 소를 산 소의 사료로 쓰는 행위를 이미 금지한 바 있다. 그러나 FDA는 사료회사들이 규정을 잘 지키는지 확인하는 일에는 별로 신경을 쓰지 않았다.

　광우병 공포가 전 유럽으로 확산되면서 햄버거 판매가 급감하자 맥도날드는 미국의 주요 정육회사들에게 죽은 소를 사료에 사용하지 말고 FDA 규칙을 준수하라고 요구하고, 그러지 않으면 그들의 쇠고기를 사지 않겠다고 했다. 정부의 새로운 규제에는 으레 필사적으로 맞서는 정육회사들이었지만 맥도날드가 요구하자 즉각 그대로 따르겠다고 했다. 맥도날드는 그들의 최대 고객이었다.

　"우리는 세계에서 가장 큰 구매자이기 때문에 쇠고기 시스템 전 과정이 더 확실하게 질서를 갖추도록 지도력을 발휘할 수 있다."라고 맥도날드 대변인은 설명했다.

2001년에 맥도날드는 고기 공급업자들에게 동물을 더 인도적으로 다루라고 지시하기도 했다. 동물을 인도적으로 대우하자는 사람들의 단체인 PETA가 맥도날드를 상대로 전국적인 항의시위를 벌이겠다고 위협하자 정육업계에 대한 영향력을 이용해 농장에서의 동물 학대 중 가장 공공연한 부분들을 중지시킨 것이다.

예를 들어, 양계업자들에게는 닭장에 닭이 서 있을 만한 공간을 주라고 했다. 이전엔 너무 빽빽하게 수용되는 바람에 닭이 자기 다리로 설 수조차 없었다. 닭들은 공간을 조금 더 얻었다. 한 마리당 약 $464cm^2$. 나아지긴 했지만 A4 용지 한 장 넓이가 채 안 되는 공간으로, 닭들이 걸어 다니기에는 아직 충분치 못했다. 맥도날드는 도축장에서 닭, 돼지, 소가 겪는 고통을 최소화할 것도 공급업자들에게 지시했다.

다른 패스트푸드 체인들도 곧 맥도날드의 동물복지 정책을 따라왔다. 그러나 누구도 정육공장에서 일하는 인간을 보호하기 위해 엄격한 새 규칙을 만들자는 주장은 하지 않았다. 작업장에서 노동자들이 매일 다치고 있는데도 말이다.

지난 몇 년 동안 맥도날드를 비롯한 패스트푸드 체인들은 보다 건강에 좋은 음식을 메뉴에 추가했다. 새로운 건강식 마케팅에는 고객의 건강과 행복에 대한 진정한 관심이 담겼을지도 모른다. 아니면 미국인의 비만 확산과 관련한 비난을 피하려는 홍보작전일 수도 있다.

2005년 맥도날드는 미국 최대의 사과 구매자가 됐다. 그리고 어느 회사보다 샐러드를 더 많이 팔고 있다. 그러나 유감스럽게도 건강식 메뉴가 반드시 건강한 식습관을 유도하지는 않는다. 「워싱턴포스트」지에 따르면 맥도날드 고객 중 98%는 샐러드를 주문하지 않는다. "우리 메뉴에서 가장 인기 있는 것은 아직도 단연 더블 치즈버거"라고 맥도날드 대변인은 이 신문 인터뷰에서 말했다.

버거킹의 새 메뉴 중 가장 성공한 품목은 베지 버거(채식 버거)가 아니다. 아침식사용의 거대한 샌드위치인 이노머스 오믈렛이다. 이 음식은 와퍼보다 더 많은 칼로리(740kcal)와 지방(46g)을 함유하고 있다.

패스트푸드 업계는 문제가 음식에 있는 게 아니라 소비자 자신의 행동에 있다고 사람들이 믿기를 바란다. "좋은 음식, 나쁜 음식이란 건 없다."라고 주장한다. 여기엔 과체중이 개인의 잘못이라는 암시가 담겨 있다. 변화 여부는 고객이 어떻게 하느냐에 달렸지 패스트푸드 회사에 달린 게 아니라고 강조하는 셈이다.

그 목표를 염두에 두고 로날드 맥도날드가 변신했다. 어린아이들에게 어릿광대 노릇만 하는 대신 로날드는 스노보드나 스케이트보드를 타는 멋쟁이가 되어 십대 초반 아이들에게 영향력을 행사하고자 한다. 맥도날드는 로날드가 "재미와 건강, 그리고 아이들의 복지를 위한 지구촌 대사" 역할을 하기 바란다. 로날드 맥도날드 차림을 하고 매장을 방문하는 배우는 운동을 해서 몸매를 유지하지 않으면 해고된다.

건강한 식습관을 그토록 이야기하면서도 맥도날드는 아직 힙합 가수들에게 수백만 달러를 주면서 신선한 과일과 야채를 먹자고 노래 부르게 하지는 않았다. 어린 십대들을 겨냥한 빅맥의 최신 마케팅 캠페인은 건강한 식습관은 제쳐놓은 채 햄버거와 아무 상관 없는 주제, 섹스에 초점을 맞춘다. 시시덕거리는 십대 남녀들을 식당에 들이려 하지 않았던 레이 크록이 살아 있었다면 "처음인 것처럼 나를 깨물어 봐요."라든가 "내 빵(bun)은 두 손이 필요해요(bun은 햄버거용 빵을 이르지만 속어로 '엉덩이'라는 의미도 있다)."처럼 섹스를 암시하는 빅맥의 최신 광고 어구들을 아마 좋아하지 않았을 것이다.

[앨리스가 만든 자연의 식당]

1950년대 어린 시절에 앨리스 워터스는 식성이 까다로웠다. 소스가 진한 음식은 좋아하지 않았다. 찜 요리, 크림을 넣고 데친 시금치, 너무 익힌 고기도 싫어했다. 그녀는 뉴저지 주 채텀에 있는 작은 집의 뒷마당에서 아버지가 키운 과일이나 야채 같은 단순한 먹거리를 좋아했다. 여유 있는 살림이 아니어서 식당에는 자주 가지 않았다.

밥은 집 식탁에서 먹었다. 앨리스는 학교에서 주는 음식도 싫어했다. 당시 아이들은 학교 식당 대신 집에 가서 점심을 먹고 와도 됐다. 앨리스는 거의 집에서 먹었다.

이처럼 까다로운 그녀도 가끔은 몇몇 정크 푸드를 즐겼다. 포테이토칩, 오렌지 소다, 젤리 도넛, 칠리 치즈버거 따위였다.

앨리스는 캘리포니아 대학교 버클리 캠퍼스에 입학했다. 버클리는 급진적인 사고로 유명한 학교였다. 그곳 학생들은 전통적인 관념에 도전하고 논쟁이나 소동을 벌이는 걸 좋아했다. 1960년대에 버클리 학생들은 인종 평등, 여권 신장, 베트남 전쟁 종식 등의 캠페인을 벌였다. 그녀 자신 결코 평범하지 않았던 앨리스는 버클리와 잘 맞았다.

열아홉 살 때 그녀는 1년 휴학을 하고 프랑스에서 살았다. 그 경험은 앨리스의 삶을 바꾸어놓았다. 그곳의 음식에 홀딱 빠진 것이다.

그녀는 자신이 평생 음식을 한 번도 먹어보지 않은 듯이 느꼈다. 프랑스에서 만난 사람들은 음식에 대해, 그걸 어떻게 사고 팔며 어떻게 요리하고 차려 내는지에 대해 대단히 신경을 썼다. 식사란 단순히 배를 채우는 수단이 아니었다. 대화와 가족과 우정을 즐기는 방법이었다. 서둘러 끝내고 금방 잊어버리는 일이 아니었다. 사람들을 결합시켜 주는 것이었다.

앨리스는 요리를 배우기로 작정하고 돌아왔다. 음식에 대한 완전히 새로운 시각을 미국에 소개하고 싶었다. 프랑스 요리책을 공부하며 친구들에게 음식을 만들어주기 시작했다. 그러다 1971년 버클리에 식당을 열고 프랑스어 이름을 붙였다. 셰 파니스('파니스의 집'이란 뜻. 파니스는 프랑스 영화감독 마르셀 파뇰의 작품 속 인물 이름이다). 그녀는 요란한 소스와 양념으로 맛을 낸 음식이 아니라 단순하고 신선한 음식, 기본 재료 자체의 특성에서 맛이 나오는 음식을 제공했다.

그녀는 항상 가장 맛이 좋은 토마토, 가장 좋은 복숭아, 가장 좋은 살구를 찾아다녔다. 그런 걸 시장에서 살 수 없으면 사람들에게 부탁해 자기가 원하는 대로 재배하게 했다. 철이 지났거나 수천 마일을 실어 온 식품들은 거부했으며, 근처의 농부들 목장주들과 긴밀한 관계를 갖고 그 지역에서 유기농법으로 키워낸 맛있는 재료만 샀다.

얼마 안 지나 셰 파니스는 미국에서 가장 좋은 식당 중 하나로 평가됐고 앨리스는 최고의 요리사로 칭송됐다. 그녀는 진정한 래디컬(radical, 급진주의자)이었다. 파괴하고 끝내리기를 원하는 사람이란 뜻이 아니다. 래디컬의 어원이 '뿌리'인 것처럼 사물의 표면을 넘어서 근본적인 성질을 들여다보는 사람이었다. 패스트푸드 체인들이 식당 주방을 작은 공장으로 바꾸고 가축을 공산품 같은 존재로 바꿔놓는 시기에 앨리스는 구식의 음식 개념을 옹호했다. 그것은 전혀 다른 미국적 가치들을 의미했다. 정직, 성실, 건전함, 그리고 무엇보다도 공동체를.

[먹을 수 있는 운동장]

매일 아침에 셰 파니스로 출근하고 밤늦게 집으로 돌아가는 길에 앨리스는 마틴 루터 킹 주니어 중학교 앞을 지난다. 창문에는 낙서가 지저분하고 운동장 잔디는 여기저기 타서 을씨년스러워 보이는 곳이었다. 아직 학생들이 다니고 있는데도 방치된 느낌을 줬다. 스스로 매우 고결하고 지각 있다고 생각하는 버클리 사람들이 어떻게 공립학교가 이 지경이 되도록 내버려두었는지 앨리스는 의아했다.

어느 날 신문 인터뷰에서 앨리스가 이런 점을 지적했더니 얼마 지나지 않아 그 학교 교장인 닐 스미스가 전화를 해왔다. 그는 앨리스를 학교로

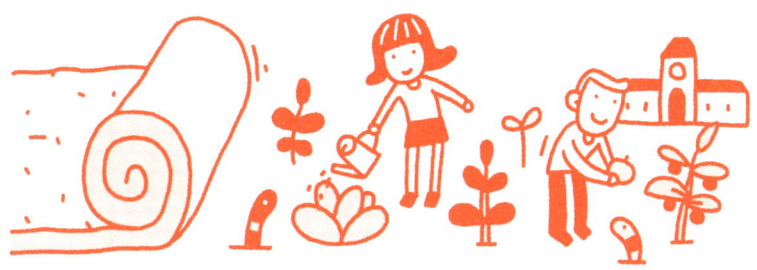

초대해 그곳을 개선하는 일에 도움을 달라고 청했다.

학교를 돌아보면서 앨리스는 그곳의 외양보다 아이들이 먹는 음식이 훨씬 더 걱정됐다. 마틴 루터 킹 주니어 중학교는 1920년에 500명의 학생을 가르치는 시설로 지어졌다. 지금의 학생 수는 그 두 배였다. 학교 식당은 학생 수에 비해 너무 작았다. 그나마 오래전에 문을 닫고 낡은 책상과 의자를 넣어두는 창고로 쓰고 있었다. 오븐에는 아직도 음식 찌꺼기들이 말라붙어 있었다.

학생들은 운동장 옆에 있는 스낵바에서 점심을 사 먹었다. 앨리스는 아이들이 여기저기 서서 데운 냉동 햄버거나 치킨 너깃, 감자튀김을 먹는 것을 보고 질겁을 했다. 버려진 식당과 싸구려 패스트푸드. 음식에 대한 이 아이들의 생각을 바꿔주기 위해 당장 뭔가를 해야 한다고 그녀는 생각했다. 그리고 자기가 그 일을 하기로 작정했다.

앨리스의 첫 방문 후 12년이 지난 지금, 마틴 루터 킹 주니어 중학교는 미국에서 가장 혁신적이고 훌륭한 음식 프로그램을 가진 학교다. '먹을 수 있는 운동장'이라는 이름의 이 프로그램은 단순히 건강식이나 영양식만 제공하는 게 아니다. 음식이 사회에서 하는 역할에 대해 구체적으로 교육한다. 아이들이 평생 사용할 수 있는 기술들을 가르친다. 셰 파니스 재단을 통해 돈을 모은 뒤 앨리스는 마틴 루터 킹 주니어 중학교에 거대한 정원을 만드는 일을 지휘했다.

4,000m²의 아스팔트를 걷어내고 좋은 흙을 퍼다 부은 다음 온갖 종류의 꽃과 과일나무, 덩굴식물을 심었다. 오늘날 이 학교 정원에서는 딸기, 감자, 토마토, 상추, 허브, 콩, 옥수수, 호박, 아스파라거스, 브로콜리, 비트, 당근, 마늘, 오이, 고추, 양배추 등을 생산한다. 닭장에선 닭들이 자유롭게 돌아다니며 알을 낳는다. 나무를 때어 피자나 빵을 굽는 옥외 오븐도 있다. 학교는 마치 아름다운 마을 한가운데에 있는 작은 농장 같다.

학생들의 출신 배경은 다양하다. 가정에서 쓰는 언어도 약 스무 가지나 된다. 3분의 1쯤이 흑인이고 3분의 1이 백인, 나머지는 주로 아시아계나 중남미계다. 모든 학생이 정원에서 심고 가꾸고 수확하는 일을 해야 한다. 새로 만든 학교 부엌에서 요리하고 음식을 내주고 설거지하는 일도 마찬가지다.

'먹을 수 있는 운동장'의 요리사 겸 교사인 에스터 쿡은 요리와 정원 일과 공부를 한데 묶는 독창적인 방식을 많이 고안해냈다. 교실에서는 음식과 관련된 주제가 과학, 역사, 생태학을 가르치는 데 도움이 된다. 과학 과목의 연구에서 정원의 지렁이를 다룰 수 있고, 역사 연구 주제가 부엌에서 펼쳐질 수도 있다. 예를 들면, 중세 유럽의 농노들이 무엇을 먹었는지 음식 견본을 보며 공부할 수 있다.

교사들도 정원과 부엌에서 학생들과 같이 일한다. 마틴 루터 킹 주니어 중학교에서 음식이란 얼른 먹어치우고 잊어버리는 게 아니다. 일상생활의 필수적인 부분이다.

최근 어느 날, 부엌에서 신입생 32명이 간단한 과일 샐러드를 만들 준비를 하고 있었다. 모두 손을 씻고 초록색 앞치마를 두르고 날카로운 칼을 집어들었다. 에스터 쿡은 학생들에게 칼 든 팔을 내려 칼끝이 아래로 향하게 하라고 했다. 실수로 옆사람을 찌를 수 있기 때문이다. 아이들은 큰 테이블 세 개에 나눠 앉았다. 몇몇은 칼을 무서워하는 듯했다. "너희들도 칼을 잘 다룰 수 있어. 장난감은 아니지만 다룰 수 있어." 에스터가 격려했다.

아이들은 과일의 껍질을 벗기고 자르고 토막 냈다. 큰 철제 통이 금세 키위, 오렌지, 배의 조각들로 가득 찼다. 냅킨과 격자무늬 테이블보를 꺼내고 식기들을 놓은 뒤 학생들은 음식을 나눠서 먹기 시작했다. 전자레인지에 데운 음식을 TV 앞에서 먹어 버릇한 학생들의 경우, 이것은 처음부터 스스로 만들어본 최초의 식사였다.

'먹을 수 있는 운동장'은 엄청난 성공을 거두었다. 미국 전역의 다른 학교들이 교사를 보내 배워 간 다음 자기네 학교에도 정원을 만들었다. 2004년 셰 파니스 재단은 버클리 통합학구와 손잡고 학구 내 모든 학교의 음식을 바꾸는 일에 착수했다. 앨리스는 이제 새 정원과 부엌의 건설 작업을 지휘하고, 유기농 식품의 새 공급자들을 찾고, 매일 9,000명의 아이들에게 건강에 좋은 음식을 만들어 주며, 이 모든 일에 필요한 돈을 마련하느라 바쁘다. 엄청난 작업이다.

다른 유명한 요리사들이 체인 식당을 열고 냉동식품에 자기 이름을 붙이는 동안 앨리스는 환경을 보존하고 독립 농부들을 지원하며 미국 아이들의 음식에 대한 생각을 바꾸는 일에 매달렸다. 그녀의 작업은 과거로부터 배우는 것의 중요성을 보여준다.

새롭다고 하는 아이디어가 그다지 새로운 게 아닐 때가 있다. 한 세기도 더 전에 캘리포니아의 한 교육자는 모든 학교에 정원을 두어야 한다고 주장했다. 그 정원은 아이들에게 "행동에는 결과가 따른다는 것, 시민 개개인이 공공재산을 보호해야 한다는 것, 노동은 존엄하다는 것, 그리고 자연은 아름답다는 것" 등을 가르쳐주리라고 그는 말했다.

[당신의 발걸음이 세계를 바꾼다]

의회는 아이들을 이기적으로 이용하려는 광고를 금지해야 한다. 청량음료회사와 패스트푸드 회사들이 학교에서 건강에 좋지 않은 음식을 파는 것도 막아야 한다. 그러기 위해서는 엄격한 식품안전법을 통과시켜야 한다. 최저임금을 올리고 엄격한 산업안전법을 통과시켜야 한다. 동물을 학대하는 회사를 엄벌해야 한다. 독립적인 농부와 목장주들이 그들의 생산물을 자유롭고 공정한 시장에서 팔 수 있도록 보장해야 한다. 대기업의 힘이 위험할 정도로 커지는 것에 맞서 싸워야 한다. 환경을 파괴하거나 자원을 고갈시키지 않는 방식의 농업과 식습관을 권장해야 한다.

의회는 이 모든 일을 해야 한다. 그러나 어느 일도 곧 할 것 같지는 않다. 패스트푸드 회사와 그들의 공급업자들이 지닌 정치적 힘은 의회가 해야 할 일에 대한 논의를 대부분 무의미하게 만든다.

패스트푸드 업계는 정치가들에게 영향력을 행사하기 위해 해마다 수백만 달러를 쓰며, 광고를 통해 사람들에게 영향을 미치기 위해 수십억 달러를 쓴다. 주요 체인들의 부와 권력은 아무도 당할 자가 없어 보인다. 그럼에도 이 회사들은 더욱 막강한 집단의 요구에 따르지 않을 수 없다. 그들이 있는 힘을 다해 끌어들이고 만족시키고자 하는 그 집단은 바로 소비자들이다.

강요를 받아 패스트푸드를 사는 사람은 없다. 진정한 변화를 향한 첫 걸음은 아주 쉽게 내디딜 수 있다. 사 먹지 않는 것이다. 패스트푸드 회사들이 하는 짓이 마음에 들지 않으면 그들에게 돈을 쓰지 않으면 된다. 음식 값으로 쓰는 한 푼 한 푼은 투표할 때의 한 표와 같다. 어떤 회사의 제품을 사는 것은 그 회사의 정책과 행동에 지지표를 던지는 것과 마찬가지다.

버거킹, KFC, 맥도날드의 사업 방식은 한 가지다. 고도로 가공된 식품을 팔고, 낮은 임금을 주며, 모든 것을 모든 곳에서 똑같이 만든다. 그러나 다른 방법을 택하고도 많은 이익을 내는 회사 또한 여럿이다.

1948년, 맥도날드 형제가 스피디 서비스 시스템을 도입한 바로 그해에 해리 스나이더와 에스터 스나이더 부부는 로스앤젤레스와 팜 스프링스 사이에 있는 도로변에 첫 인앤아웃 버거 식당을 냈다. 미국 최초의 드라이브스루 햄버거 가게, 즉 차에 탄 채 햄버거를 사 갈 수 있는 곳이었다. 오늘날 캘리포니아와 네바다 주에는 거의 200개의 인앤아웃이 있다. 스나이더 부부는 체인을 팔라는 수많은 제의를 거절하고 프랜차이즈도 거부하고 그 밖에도 패스트푸드 업계에서 행하는 거의 모든 것을 거부함으로써 성공했다.

인앤아웃은 흔히 보는 패스트푸드 체인과는 거리가 멀다. 이 식당의 음료 컵 바닥에는 성경 구절이 찍혀 있다. 더 중요한 사실은 패스트푸드 업계에서 가장 높은 임금을 지불한다는 점이다. 정규 직원은 의료보험, 치과보험, 안과보험과 생명보험을 포함하는 복지 혜택을 받는다. 인앤아웃 매니저의 급여는 대체로 다른 체인 매니저들의 세 배쯤 된다. 그들은 이 회사에서 평균 10년 이상 일해왔다.

직원 월급이 높다고 해서 음식 값이 비싸거나 질이 낮지도 않다. 메뉴에서 가장 비싼 음식이 2달러 50센트다. 인앤아웃의 주방에는 전자레인지도, 가열 기구도, 요란한 기계도 없다. 간 쇠고기는 신선하고, 매일 신선한 감자를 벗겨서 감자튀김을 만들며, 밀크셰이크도 진짜 아이스크림으로 만든다.

직원들을 잘 대우하고 냉동식품 대신 신선한 식품을 사용하는 것의 효과는 대단하다. 요식업계 잡지인 「레스토랑스 앤드 인스티튜션스」가 매년 실시하는 조사에 따르면 인앤아웃은 패스트푸드 햄버거 체인 중 음식의 질과 영양가, 서비스, 분위기, 청결도에서 지난 7년 연속 일등이었다. 그 결과 이 회사의 매장당 평균 수익은 업계 최고 수준이다.

패스트푸드 체인이 책임 있게 행동할 수 있음을 보여주는 또 하나의 예가 버거빌이다. 1961년 조지 프롭스트라에 의해 창설된 이 체인은 오리건 주와 워싱턴 주에서 39개의 식당을 운영하고 있다. 역시 가족 소유의 회사로서, 그 지역에서 생산된 신선한 식품만 판다는 오랜 신조를 지니고 있다. 버거빌이 사용하는 재료의 대부분은 태평양 연안 서북부의 농장과 목장에서 사들인 것이다. 냉동식품을 수천 킬로미터 수송해 오지 않고 계절별로 재료가 있고 없고에 따라 메뉴 품목을 조절한다.

딸기와 허클베리가 제철일 때는 그것을 밀크셰이크 재료로 쓴다. 워싱턴 주 왈라왈라에서 양파가 수확될 때는 그걸로 양파링을 만든다. 치즈버거에 사용하는 치즈는 오리건 주 틸라묵에서 온다. 쇠고기를 공급하는 오리건 카운티 비프는 소에게 성장 호르몬, 항생제, 유전자 조작 곡물, 죽은 소가 섞인 사료를 먹이지 않는 목장주들이 모여 만든 그룹이다.

2005년 8월, 버거빌은 모든 매장에서 사용하는 전력을 재생 가능한 풍력발전의 전기로 대체했다. 버거빌의 아이들용 음식 세트는 할리우드의 최신 만화영화 주인공이 들어간 장난감 대신 씨앗과 그것을 심는 데 쓰는 정원용 연장 따위를 선물로 준다.

인앤아웃과 버거빌도 완벽하지는 않다. 그러나 그들은 패스트푸드 회사도 좋은 일을 하면서 돈을 벌 수 있다는 사실을 보여준다. 미국 전역의 수천 개 식당이 그들의 정신을 따르고 있다. 거대한 패스트푸드 체인의 경영자들도 나쁜 사람은 아니다. 시야를 넓히고 자기 행동에 대해 책임을 질 필요가 있을 따름이다.

그들은 지금 이 책을 읽고 있는 여러분이 요구하면 임금을 더 지불할 것이다. 여러분이 계속 주장하면 노동자와 동물들 그리고 땅을 다르게 대할 것이다. 그들은 여러분의 돈, 즉 지지표를 원한다. 패스트푸드 업계의 문제점에 대해서는 100권의 책을 쓸 수도 있다. 그러나 해결은 바로 여러분에게서 시작된다.

유리문을 열고 시원한 공기를 느끼면서 안으로 들어가 줄을 서고 주위를 둘러보라. 주방에서 일하는 아이들을 바라보고, 자리에 앉아 있는 손님들, 새로 나온 장난감의 광고를 보라. 카운터 위 불이 켜진 화려한 색깔의 사진들을 눈여겨보면서 생각하라. 그 음식들이 무엇에서 왔는지, 어디서 어떻게 만들어졌는지, 패스트푸드 하나하나를 살 때마다 무슨 일이 일어나게 만드는 건지, 그 가깝고 먼 파급효과는 무엇인지를 생각해보라.

그런 다음 주문을 하라. 아니면 돌아서서 나가라. 아직 늦지 않았다. 이 패스트푸드의 제국에서도 당신은 스스로의 뜻대로 할 수 있다.

후기
스스로 결정하라

이 책은 2006년 5월에 출판됐다. 책이 서점에 나온 뒤 두 주일 동안 두어 가지 좋은 일이 일어났다. 5월 3일, 민주당원인 전 미국 대통령 빌 클린턴과 공화당원인 마이크 허커비 아칸소 주지사가 학교에서의 청량음료 판매에 대한 중요한 발표를 하기 위해 기자회견을 열었다.

클린턴과 허커비가 코카콜라와 펩시콜라 회사에 2010년까지 모든 초등학교, 중학교, 고등학교에서 설탕이 들어간 소프트드링크를 철수하도록 설득했다는 얘기였다. 건강에 좋지 않은 이 음료들은 과일주스, 물, 무설탕 소프트드링크로 대체될 것이라고 했다.

두 사람 다 근래에 과체중과 연관된 건강 문제로 고생을 했다. 클린턴은 심장수술을 했고 허커비는 당뇨병이 생겼다. "우리 모두가 패스트푸드를 점점 더 많이 먹으면서 이런 슈퍼사이즈 문화를 만들어냈다. 나도 그중 한 사람이었다." 클린턴의 말이다.

클린턴과 허커비는 두 콜라회사와의 이런 합의가 미국 아이들의 건강 개선을 향해 내디딘 힘찬 발걸음이라고 했다. 민주당과 공화당이 하나

하나의 문제에 동의하기 시작하면 큰 문제들을 풀기가 훨씬 쉬워지게 마련이다.

회견이 있은 지 나흘 뒤 월트 디즈니 사와 맥도날드 사는 양사 간의 배타적인 마케팅 계약이 곧 끝날 것이라고 밝혔다. 10년 동안 지속된 그 계약에 따라 맥도날드는 디즈니가 만든 모든 어린이 영화를 선전해왔다. 그 결과 디즈니가 얻은 공짜 광고가 10억 달러어치나 됨에도 불구하고, 「로스앤젤레스 타임스」 기사에 따르면 디즈니는 맥도날드에서 파는 건강에 좋지 않은 음식과 계속 연관되기를 원치 않는다고 했다.

애플 컴퓨터 창립자이자 디즈니의 대주주인 스티브 잡스는 이렇게 말했다. "패스트푸드와의 제휴에는 나름의 가치가 있다. 그러나 우려도 있다. 패스트푸드가 함축하는 바를 우리 사회가 좀 더 의식하게 되었기 때문이다."

2006년 10월, 디즈니는 건강에 좋지 않은 음식의 광고 대부분에 미키마우스나 도널드 덕 같은 캐릭터를 더 이상 쓰지 못하도록 하겠다고 발표했다. 그리고 2007년 말까지 디즈니 테마파크에서 트랜스지방이 든 음식을 없애겠다고 했다.

그런 변화를 이 책이 불러왔다고는 할 수 없지만 매우 반가운 일들이다. 어린이와 그 부모들에게 패스트푸드 산업이 어떻게 운영되는지 알려줌으로써 사람들이 스스로 생각하게 되고 자신을 더 잘 돌보게 되기를 우리는 바랐다.

전체적으로 봐서 책에 대한 반응은 긍정적이었다. 좋은 서평도 많이 받았다. 그러나 이 책을 정말 달갑잖게 생각한 사람들도 있었다.

전국요식업협회는 이 책을 "사실로 가장한 픽션"이라고 비난했다. 협회는 우리 책이 "오류로 가득하다"(걱정할 필요는 없다. 사실이 아니니까)는 내용의 자료를 만들어 책을 구입하려 들지도 모르는 학교들에 발송했다. 전국육우협회 회장은 "도시의 지식인들이 정육공장을 끔찍한 곳이라고 비난하기는 쉬운 일"이라며 필자들의 진짜 목표가 "어린이와 어른 모두 쇠고기를 먹지 않게 만드는 것"(역시 걱정할 필요 없다. 사실이 아니니까)이라고 말했다.

전국돈육생산자위원회, 미국식육협회, 전국요식업협회 등을 포함한 18개의 큼직한 식품 관련 조직들은 자기들의 사업 방식을 옹호하고 이 책을 비판하기 위해 베스트푸드 네이션이라는 이름의 웹사이트도 개설했다('베스트푸드 네이션'은 저자 슐로서의 이전 책 제목 '패스트푸드 네이션'을 패러디한 표현이다).

"업턴 싱클레어가 살아 있다면 미국 육류업계를 보고 깜짝 놀랄 것이다!"라고 사이트에선 말한다. 베스트푸드 네이션의 후원자들은 『정글』의 저자 싱클레어가 오늘날의 정육공장을 보면 그 훌륭한 작업환경에 만족하리라고 주장한다. 우리는 싱클레어가, 지난 100년 동안 변화가 거의 없었으며 아직도 많은 도축장 노동자들이 매일 불필요한 부상을 입는다는 사실을 알고는 몹시 놀라고 슬퍼하며 분노하리라고 생각한다.

이 책에 대한 맥도날드의 공식 반응은 정중한 편이었다. "몇몇 결론에 대해 동의하지는 않지만" 제기된 문제들에 대한 "객관적이고 공정한 논의"를 환영한다고 했다. 그러나 「월스트리트 저널」에 따르면 맥도날드는 미디어에서 우리에 대한 공격을 부추기는 비밀 계획을 갖고 있다고 했다. 우리가 신뢰할 수 없는 사람들로 비춰져서 우리의 작업이 불신받게 되기를 그들은 바랐다.

2006년 5월, 이 책이 막 출판될 즈음 '패스트토크 네이션'이라는 웹사이트가 갑자기 나타났다('fast-talk'는 번지레한 말로 설득하거나 속인다는 뜻. '패스트토크 네이션' 역시 '패스트푸드 네이션'를 비꼰 말이다). 맥도날드를 위해 일하는 워싱턴 DC의 한 홍보회사가 운영하는 사이트였다. '패스트토크 네이션'에는 학부모들이 그대로 받아 학교에 보낼 수 있는 편지도 올라 있었다. 우리 저자들은 학교 아이들하고 얘기하도록 허락하면 안 되는 종류의 사람들이라고 주장하는 내용이었다. 홍보회사의 이 작업에는 몇 개의 그룹이 참여했는데, 그 그룹들은 서로 연관이 없어 보였는데도 우리를 비판하는 말들이 놀라울 만큼 비슷했다.

우리가 강연하기로 되어 있는 학교의 교장들은 그들로부터 우리의 방문을 취소하라고 권하는 이메일, 편지, 전화를 받았다. 한 번도 취소되지는 않았지만 전혀 만난 적 없는 사람들로부터 개인적인 공격을 받으니 이상한 느낌이 들었다. 학교에서 정크 푸드를 파는 회사들이, 그저 학교에서 이야기만 하겠다는데도 방해를 하는 것 또한 놀라웠다.

맥도날드는 또 '너 스스로 결정하라'라는 이름의 마케팅 캠페인을 담은 웹사이트들을 해외에서 개설했다. 우리는 많은 일들에 대해 맥도날드와 생각이 다르지만 이 캠페인의 이름에는 동의한다. 모든 사람은 스스로 결정할 수 있어야 한다. 그러나 스스로 결정하기 위해서는 여러 다른 견해들을 살필 필요가 있다.

이 책은 매일 수백 개의 패스트푸드 광고가 제시하는 것과는 다른 시각을 보여주기 위해 썼다. 사람들이 우리 생각에 귀 기울이는 것을 막기 위해 많은 시간과 돈과 에너지가 소비됐다. 하지만 그 모든 공격은 완전히 실패했다. 우리는 학교들을 방문하고, 텔레비전에서 우리 책에 관해 이야기하고, 아이들이 자율적으로 생각하도록 북돋우면서 전국을 돌아다닐 수 있었다.

 그 일을 하는 데는 수십억 달러의 비용이 들지 않았다. 2년 걸려서 쓴 이 책에 들어간 마케팅 예산은 패스트푸드와 청량음료회사들이 단 하루에 쓰는 마케팅 비용의 극히 일부분에 해당하는 액수다.

 책이 출판된 뒤 우리는 좋은 변화를 보았다. 큰 회사들이 정책의 일부를 바꾸고 있고 보통 사람들은 자기 생활을 바꾸고 있다.

 샘 패브리컨트는 일리노이 주에 있는 하퍼 대학에 들어갔다. 지금 1학년이다. 여러 달 동안 체중계에 올라가지 않았지만 자기 체중이 68kg 정도일 거라고 생각한다. "평생 이처럼 기분 좋은 적이 없었어요. 정신적, 육체적으로 스스로에 대해 만족합니다."라고 샘은 말한다. 천식은 사실상 사라졌다. 패스트푸드는 거의 안 먹고, 아픈 적도 거의 없으며, 농구를 자주 한다. 그는 초등학교 교사가 되기로 했다. 다른 사람을 돕는 좋은 길인 것 같아서다. 비만과의 싸움을 드디어 끝낸 샘은 이렇게 맹세한다. "뭔가 변화를 만들어볼 거예요."

옮긴이의 말
'일용의 양식'은 세계를 살찌우는데

　매끈하고 환한 패스트푸드 매장은 늘 십대와 이십대의 젊은이들로 가득하다. 그들은 기운차게 먹고 놀다가 다른 무리에게 자리를 내준다. 삼십대의 몸집 넉넉한 엄마는 대여섯 살 난 아이에게 프라이드치킨을 먹이면서 자신은 콜라를 마신다.

　저 엄마는 십대 때 무엇을 먹었을까. 1979년 한국의 첫 프랜차이즈 패스트푸드 업체인 롯데리아가 문을 열었다. 이후 맥도날드, KFC, 버거킹, 피자헛, 던킨도너츠 등 미국 업체들이 속속 들어왔다. 그러니 도시에서 자란 삼십대라면 어렸을 적에 지금의 십대와 다를 게 없는 패스트푸드를 즐겨 먹었을 것이다.

　『맛있는 햄버거의 무서운 이야기』는 이제 '일용의 양식'이 된 햄버거와 감자튀김 등 패스트푸드에 관한 재미있는 설명서이자 역사서이며 비판서이다. 저자 에릭 슐로서는 2001년에 『패스트푸드의 제국』이란 책을 써서 세계적으로 주목을 받았다. 저널리스트인 슐로서가 그 제국의 가장 충실한 신민인 청소년들을 위해 찰스 윌슨이라는 다른 저널리스트와 함께 앞의 책을 요약하고 새로운 내용을 덧붙여 펴낸 것이 이 책이다.

저자들은 패스트푸드의 영향, 특히 청소년의 비만을 심각하게 걱정한다. 영양가 낮고 칼로리는 높은 패스트푸드와 청량음료가 비만의 주요 원인이라고 믿는다. 그래서 진실을 알려야겠다고 마음먹었다.

책은 햄버거와 패스트푸드 체인의 역사에서부터 그런 식품들이 만들어지는 과정, 많이 먹게 되는 이유, 거기에 들어가는 쇠고기와 닭고기의 사연, 패스트푸드 중독의 결과 등을 자상하게 알려준다. 싼 임금으로 아이들을 고용하고, 화학적 첨가제를 많이 사용하며, 축산농을 몰락시키고 식육가공 노동자를 혹사한다는, 패스트푸드 업체들이 숨기고 싶어하는 사실들도 많이 포함해서 말이다. 저자들은 이런 이야기를 청소년이 꼭 알아야 한다고 생각한다. 주로 사 먹는 층이 청소년이고, 매장에서 일하는 크루도, 패스트푸드 중독자의 다수도 그들이기 때문이다.

패스트푸드의 대명사인 '맥도날드'와 거기서 나온 접두사 '맥'은 현대인의 삶의 중요한 특징을 상징하게 됐다. 저임금에 미래도 없는 '맥잡', 정보를 맥너깃처럼 압축 가공하는 신문 '맥페이퍼', 인스턴트 진료를 받을 수 있는 '맥닥터', 획일화된 세계 '맥월드'……맥도날드는 이제 하나의 '개념'이다.

엄마 앞에서 치킨을 먹는 아이의 무릎엔 장난감이 있다. 해피밀 세트의 장난감을 모으는 중이다. 훗날 삼십대가 되어 그 장난감들을 애틋하게 추억할 이 아이가 건강상으로도 해피하기를 바란다면 엄마 또한 이 책의 이야기들을 알아두어야 한다. 향긋하고 맛있는 음식에 숨겨진 이야기를.

맛있는 햄버거의 무서운 이야기

초판 1쇄 : 2007년 11월 10일
초판11쇄 : 2019년 5월 1일
지은이 : 에릭 슐로서, 찰스 윌슨
옮긴이 : 노순옥

펴낸이 : 박경애
펴낸곳 : 모멘토
등록일자 : 2002년 5월 23일
등록번호 : 제1-3053호
주 소 : 서울시 마포구 만리재옛4길 11 나루빌 501호
전 화 : 711-7024, 711-7043
팩 스 : 711-7036
E-mail : momentobook@hanmail.net
ISBN 978-89-91136-18-2   03300
잘못된 책은 구입하신 곳에서 바꿔 드립니다.

Chew On This:Everything You Don't Want to Know About Fast Food
Copyright ⓒ 2006 by Eric Schlosser and Charles Wilson
All Rights reserved including the rights of reproduction in whole
or in part in any form.

Korean Translation Copyright ⓒ 2007 by Momento
Korean edition is published by arrangement with Eric Schlosser and Charles
Wilson c/o Janklow & Nesbit Associates through Imprima Korea Agency.

이 책의 한국어판 저작권은 Imprima Korea Agency를 통해 Eric Schlosser and Charles Wilson c/o Janklow & Nesbit Associates와의 독점 계약으로 모멘토에 있습니다. 저작권법에 의해 한국 내에서 보호를 받는 저작물이므로 무단전재와 무단복제를 금합니다.